荣 获

◎ 第七届统战系统出版社优秀图书奖

◎ 入选原国家新闻出版广电总局、全国老龄工作委员会
办公室首届向全国老年人推荐优秀出版物名单

◎ 入选全国图书馆 2013 年度好书推选名单

◎ 入选农家书屋重点出版物推荐目录（2015年、2016年）

膀胱疾病

名医与您谈疾病丛书

学术顾问◎钟南山　陈灏珠　郭应禄　王陇德
　　　　　葛均波　张雁灵　陆　林

总　主　编◎吴少祯

执行总主编◎夏术阶　李广智

主　　　审◎唐孝达

主　　　编◎夏术阶　刘海涛

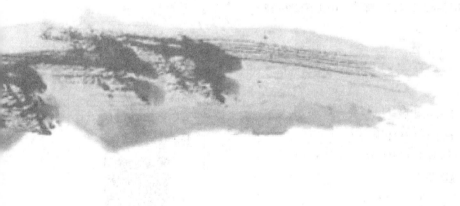

中国健康传媒集团
中国医药科技出版社

内 容 提 要

　　膀胱疾病是泌尿系统中最常见的疾病。本书着重介绍了膀胱炎、膀胱结石、膀胱肿瘤等疾病的常识、病因、症状、诊断与鉴别、治疗和预防保健，比较全面地反映了国内外膀胱疾病研究新进展，对患者最关注的问题进行了言简意赅的解答，本书适合膀胱疾病患者和家属阅读，更可作为大众提高自我保健能力的科普读物。

图书在版编目（CIP）数据

膀胱疾病 / 夏术阶，刘海涛主编 . —北京：中国医药科技出版社，2021.1
（名医与您谈疾病丛书）
ISBN 978-7-5214-1895-8

Ⅰ.①膀…　Ⅱ.①夏…②刘…　Ⅲ.①膀胱疾病—防治—普及读物　Ⅳ.① R694-49

中国版本图书馆 CIP 数据核字（2020）第 101258 号

美术编辑　陈君杞
版式设计　南博文化

出版　**中国健康传媒集团** | 中国医药科技出版社
地址　北京市海淀区文慧园北路甲 22 号
邮编　100082
电话　发行：010-62227427　邮购：010-62236938
网址　www.cmstp.com
规格　710×1000mm $\frac{1}{16}$
印张　16 $\frac{3}{4}$
字数　224 千字
版次　2021 年 1 月第 1 版
印次　2021 年 1 月第 1 次印刷
印刷　三河市万龙印装有限公司
经销　全国各地新华书店
书号　ISBN 978-7-5214-1895-8
定价　**39.00 元**

获取新书信息、投稿、为图书纠错，请扫码联系我们。

出版者的话

党的十八大以来，以习近平同志为核心的党中央把"健康中国"上升为国家战略。十九大报告明确提出"实施健康中国战略"，把人民健康放在优先发展的战略地位，并连续出台了多个文件和方案，《"健康中国2030"规划纲要》中就明确提出，要加大健康教育力度，普及健康科学知识，提高全民健康素养。而提高全民健康素养，有效防治疾病，有赖于知识先导策略，《名医与您谈疾病丛书》的再版，顺应时代潮流，切合民众需求，是响应和践行国家健康发展战略——普及健康科普知识的一次有益尝试，也是健康事业发展中社会治理"大处方"中的一张有效"小处方"。

本次出版是丛书的第三版，丛书前两版出版后，受到广大读者的热烈欢迎，并获得多项省部级奖项。随着新技术的不断发展，许多观念也在不断更新，丛书有必要与时俱进地更新完善。本次修订，精选了44种常见慢性病（有些属于新增病种），病种涉及神经系统疾病、呼吸系统疾病、消化系统疾病、心血管系统疾病、内分泌系统疾病、泌尿系统疾病、皮肤病、风湿类疾病、口腔疾病、精神心理疾病、妇科疾病和男科疾病等，分别从疾病常识、病因、症状表现、诊断与鉴别诊断、治疗和预防保健等方面，进行全方位的解读；写作形式上采用老百姓最喜欢的问答形式，活泼轻松，直击老百姓最关心的健康问题，全面关注患者的需求和疑问；既适用于患者及其家属全面了解疾病，也可供医务工作者向患者介绍病情和相关防治措施。

本丛书的编者队伍专业权威，主编都长期活跃在临床一线，其中不乏学科带头人等重量级名家担任主编，七位医学院士及专家（钟南山、陈灏珠、郭应禄、王陇德、葛均波、陆林、张雁灵）担任丛书的学术顾问，确保丛书内容的权威性、专业性和前沿性。本丛书的出版不仅是全体患者的福音，更是推动健康教育事业的有力举措。

本丛书立足于对疾病和健康知识的宣传、普及和推广工作，目的是使老百姓全面了解和掌握预防疾病、科学生活的相关知识和技能，希望丛书的出版对于提升全民健康素养，有效防治疾病，起到积极的推动作用。

中国医药科技出版社

2020年6月

序

随着我国经济发展与社会进步，人们对健康的重视程度不断提升，对健康知识的需求日益增长。但是科普读物的数量和种类与普及推广工作还不能满足大众需求，尤其是涉及泌尿外科学、男科学领域。由于受传统思想的影响，对于泌尿外科与男科疾病，有些人不愿因其就医或谈起，以至于延误诊疗，所以泌尿外科与男科学领域的科学普及工作尤其必要，任重道远。

为积极响应国家 2030 健康中国的宏伟战略，以夏术阶教授为代表的泌尿外科、男科专家团队及时出版了一系列泌尿外科、男科学科普书，具有重要意义。通过科学普及工作让大众了解人体生理特征与疾病的基础知识，及时抓住疾病的预警信号，比如通过读科普书懂得了血尿意味着什么，从而做到及时就医，合理诊治。

泌尿外科与男科学是一门研究泌尿外科疾病以及男性生殖系统结构、功能及其生理和病理过程的学科，涉及疾病广泛。从生理到病理，从诊断到治疗，认识泌尿外科与男科疾病的特点是一个复杂的过程。但是作者们以深入浅出、通俗易懂的文笔，流畅地阐明了相关疾病的病因、诊断、治疗、随访等患者关切的问题。作者们还特别重视从非医学人群中收集大家关心或想知道的疾病相关问题，这使得这套书更具有实用性和可读性。

本套科普书，适应形势，观念较新，注重实用，为推动泌尿外科及男科学知识的普及做出了实实在在的贡献。作者们三易其稿，删繁就简，反复斟酌。可谓：其文简，其义博，其理奥，其趣深，为大众奉上一份饱含心血的读物。因此，向大家推荐此书。

中国工程院院士
中华医学会泌尿外科学分会名誉主任委员
中华医学会男科学分会名誉主任委员

郭应禄

2020 年 2 月 26 日

前言

　　膀胱是人类重要的储存尿液和排出尿液的器官。与膀胱相关的疾病既包括先天性疾病如膀胱畸形，也包括后天性疾病如膀胱结石；既有泌尿系统最常见的恶性肿瘤如膀胱肿瘤，也有中老年女性最常见的泌尿系感染；既存在临床难以诊治的间质性膀胱炎，也存在困扰老年患者的膀胱过度活动症等。因此，膀胱疾病是泌尿系中最常见的一类疾病。而且，随着我国经济快速发展，环境变化与人精神压力的增加以及肉类及多脂饮食摄入增多，膀胱疾病发病率明显增加，并有年轻化的趋势，已经成为影响我国人民健康非常重要的一类疾病。

　　我们编辑这本书，就是系统介绍膀胱疾病的一些基本常识、病因、发病以及诊断治疗方面的知识，便于广大读者系统了解膀胱疾病，正确面对膀胱疾病的诊治。

　　本书共分八部分，分别介绍八种疾病。每一部分又包含常识篇、病因篇、症状篇、诊断和鉴别诊断篇、治疗篇、预防保健篇等几个章节。用通俗的语言阐述膀胱疾病的相关问题，包含了膀胱的解剖结构与周围脏器的关系、疾病发病的特点、人们常见的认识误区、疾病诊治与随访的注意事项等。本书采用问答的形式为广大膀胱疾病患者及家属提供疾病的相关知识，使疾病得到早期发现、早期诊断和合理治疗。同时，对膀胱疾病的治疗方式、手术治疗方法和优缺点做了详细叙述，使患者和家属能够理解治疗方案的选择并且主动配合治疗。

编写本书的目的就是使广大膀胱疾病患者和家属能够系统地认识该类疾病。也适合于青年泌尿外科医生、基层医院医生和社区医生阅读。

本书的出版得到了上海交通大学附属第一人民医院领导及泌尿外科前辈唐孝达教授及其他专家的关怀和支持，历时数月，参阅大量中外文献，并遵照中华医学会泌尿外科分会编发的"泌尿外科疾病诊疗指南"编写而成。内容详细全面，语言通俗易懂，文字深入浅出。

最后，衷心感谢中国医药科技出版社领导及相关编辑，李广智教授和程怀瑾主任对本书出版的精心指导和大力支持。在此特表衷心感谢！

由于编写仓促，不足之处在所难免，谨请读者指正。

夏术阶

2020年2月

膀胱炎

常识篇

诊断和鉴别诊断篇

治疗篇

预防保健篇

膀胱结石

常识篇

病因篇

症状篇

诊断与鉴别诊断篇

治疗篇

预防保健篇

膀胱肿瘤

常识篇

病因篇

症状篇

诊断篇

治疗篇

预防保健篇

膀胱过度活动症(OAB)

常识篇

病因篇

症状篇

诊断和鉴别诊断篇

治疗篇

预防保健篇

膀胱损伤

常识篇

病因篇

症状篇

诊断和鉴别诊断篇

治疗篇

预防保健篇

神经源膀胱

常识篇

病因篇

症状篇

诊断与鉴别诊断篇

治疗篇

预防保健篇

膀胱畸形

常识篇

病因篇

预防保健篇

膀胱直肠阴道瘘

常识篇

病因篇

症状篇

膀 胱 炎

- ◆ 膀胱位于人体何位置?
- ◆ 膀胱有哪些生理功能?
- ◆ 膀胱是如何通知大脑提醒人们定期排尿的?
- ◆ 男性排尿和射精都经过尿道这是怎么回事?
- ◆ 尿路感染就是膀胱炎吗?
- ◆ ......

常识篇

膀胱位于人体何位置？

　　膀胱是储存尿液的肌性囊性器官，有很大的弹性，其形状、位置、大小、壁的厚度和毗邻等随充盈程度的不同而有所变化。膀胱排空时呈锥状，可分为膀胱顶部、体部、底部和颈部，各部分无明显界限，充盈时形状变成卵圆形。

　　成人的膀胱位于骨盆的前部，前方邻近耻骨联合，后方邻近器官男女有别，男性为精囊腺、输精管壶腹和直肠，女性为子宫和阴道。膀胱颈男性下邻前列腺，女性下方直接邻接尿道。在膀胱的前下方及两侧与骨盆壁之间有脂肪及疏松结缔组织起到缓冲的作用。

　　膀胱空虚时全部位于盆腔内，膀胱尖不超过耻骨联合上缘。膀胱充盈至一定程度时，膀胱尖即上升至耻骨联合以上，覆盖膀胱前壁的腹膜反折也随之上移，使膀胱前下壁直接与腹前壁相贴。此时在耻骨联合上缘水平进行膀胱穿刺或膀胱手术，可避免损伤腹膜和腹腔脏器。

　　新生儿膀胱位置比成人的高，大部分位于腹腔内。随着年龄的增长，由于耻骨的扩张，骶骨的演变，伴同骨盆的倾斜及深阔，膀胱逐渐降至骨盆内，约在青春期达到成人的位置。老年人因盆底肌肉松弛，膀胱位置往往更低。

膀胱有哪些生理功能？

　　膀胱的生理功能是储存尿液和周期性排尿。储尿和排尿的动作除正常神经支配外，还由膀胱和尿道的平滑肌以及骨盆底部的横纹肌共同协调完成。在储尿过程中，膀胱肌肉具有持续张力和调节能力。膀胱肌肉的调节性表现在膀胱内尿量尚未达到饱和容量时，膀胱内压几乎没有改变，即不会随着尿量的增加而增加。一旦达到饱和容量，膀胱三角区受到牵拉，就会产生尿意。在神经支配下，膀胱肌肉收缩，尿道周围及骨盆底部肌肉放松，此时尿道相应变短，管腔增粗，尿道内压力减低。两者协调的结果是膀胱颈和后尿道呈漏斗状张开，尿道外括约肌松弛，解除膀胱颈和后尿道阻力，将尿液排出体外。

膀胱是如何通知大脑提醒人们定期排尿的？

　　正常排尿是一种受意识控制的神经性反射活动。排尿反射的初级中枢位于脊髓，这一初级中枢受到延髓、脑桥、下丘脑及大脑皮层的调节。在正常情况下，大脑皮层对脊髓排尿中枢起制约作用，膀胱逼尿肌处于持续的轻度收缩状态，使膀胱内压经常保持在15cm H_2O 以下。当膀胱内尿量增加时，因膀胱具有较大的伸展性，其容积能随尿量的增多而增大，所以在一定范围内，膀胱内的压力并无多大变化。当尿量增加到400~500ml时，膀胱内压超过15cm H_2O 并明显升高，这时膀胱壁的牵张感受器受刺激而兴奋，神经冲动传入大脑皮层排尿反射中枢，产生排尿欲。如果条件许可排尿，则冲动传出，引起逼尿肌收缩、内括约肌松弛，尿液进入后尿道，并刺激后尿道的感受器，进一步加强其活动，并反射性地使外括约肌开放，尿液就在强大的膀胱内压下被排出。尿液对尿道的刺激还可进一步使排尿反射活动一再加强，直至排完为止。如果条件不许可或不去排尿，则膀胱内尿量继续增多，当尿量达到700ml时，膀胱内压增至35cm H_2O ，此时逼尿肌出现节律性收缩，排尿欲明显增大，不过，此时还可由意志控制得住。等到膀胱内压达到70cm H$_2$O以上时，便会出现明显痛感以致不得不去排尿。

男性排尿和射精都经过尿道这是怎么回事？

男性尿道是泌尿系统和生殖器官共用的排出通道，即排尿和射精为同一通道。男性尿道为一细长管状器官，起自膀胱颈的尿道内口，穿越前列腺、尿生殖膈，终止于阴茎头的尿道外口，全长17~20cm，平均直径为0.5~0.6cm，分为前列腺部、膜部、球部和阴茎部，前二部合称后尿道，后二部合称前尿道。尿道前列腺部，为通过前列腺内的一部分，由膀胱尿道内口移行成尿道，该段尿道长3~4cm，均为前列腺所包绕。位于前列腺尿道部的后壁中线有一纵行隆起，称为尿道嵴；嵴的中间突起成圆丘状，称为精阜，精阜及其附近的黏膜面上有两个射精管开口和许多前列腺排泄管开口，性高潮时由于射精中枢兴奋，精子、前列腺液及精囊腺液等泄入后尿道，同时关闭尿道内口，进而触发尿道周围及会阴部肌群节律性地强烈收缩，将精液从尿道口射出体外。

尿路感染就是膀胱炎吗？

泌尿系统感染临床上常称为尿路感染，是尿路上皮对细菌入侵后的炎症性反应，多见于女性。在临床上，常根据感染的部位分为上尿路感染和下尿路感染，其中下尿路感染包括了临床上常见的膀胱炎和尿道炎。所以膀胱炎只是尿路感染的一种，不能单纯等同于尿路感染。

膀胱炎是细菌入侵引起的吗？

泌尿系感染主要是由病原微生物侵入泌尿系统内繁殖而引起的炎症，

一般指普通细菌引起的非特异性感染。广义上也包括寄生虫、真菌、支原体、衣原体等引起的特异性感染。

膀胱炎分哪几种？

膀胱炎有特异性和非特异性细菌感染。前者指膀胱结核而言。非特异性膀胱炎系大肠埃希菌、副大肠埃希菌、变形杆菌、铜绿假单胞杆菌、粪链球菌和金黄色葡萄球菌所致。其临床表现有急性与慢性两种。前者发病突然，排尿时有烧灼感，并在尿道区有疼痛。有时有尿急和严重的尿频。很重要的一点是上述症状既发生于晚间，又发生在白天，女性常见。终末血尿常见。时有肉眼血尿和血块排出。患者感到体弱无力，有低热，也可有高热，以及耻骨上不适和腰背痛。体格检查有时耻骨上有不适，但无腰部压痛。男性并发附睾炎或尿道炎。女性并发盆腔炎并易反复发作。

慢性膀胱炎的症状与急性膀胱炎相似，但无高热，症状可持续数周或间歇性发作，患者可有乏力、消瘦，出现腰腹部及膀胱会阴区不舒适或隐痛，有时会出现头昏、眩晕等神经衰弱症状。临床上所见慢性膀胱炎有以下几种：

（1）间质性膀胱炎。

（2）滤泡性膀胱炎。

（3）腺性膀胱炎。

（4）气性膀胱炎。

（5）坏疽性膀胱炎。

（6）结痂性膀胱炎。

（7）化学性膀胱炎。

（8）放射性膀胱炎。

什么是腺性膀胱炎？

腺性膀胱炎是一种比较少见的非肿瘤性炎性病变，目前多数人倾向认为是由于膀胱的慢性感染、梗阻、结石等慢性刺激引起的膀胱黏膜增生与化生同时存在的病变，它好发于女性，主要表现为反复发作难治性的尿频、尿急、尿痛、血尿，耻骨上区及会阴不适，下腹坠胀感，尿失禁等。确诊主要依靠膀胱镜检查及活组织检查。腺性膀胱炎治疗主要是根据病因及类型选择不同的方法。治疗原则是：首先应去除膀胱慢性感染、梗阻、结石等诱发因素，再处理膀胱内局部病变。术后需要定期随访。

腺性膀胱炎是炎症吗？

腺性膀胱炎的名字中有个"炎"字，很多人会问，它是炎症吗？是炎症的话，吃点消炎药不就好了吗？为什么还要手术呢？这个炎症为什么容易复发呢？

事实上腺性膀胱炎可以说是一种特殊的炎症。它和人们常说的膀胱炎不同，人们提到的膀胱炎大多数指由细菌感染引起的细菌性膀胱炎，一般抗生素就能起到很好的疗效，而腺性膀胱炎是一种膀胱黏膜上皮反应性增生与化生同时存在的病变，慢性感染、梗阻、结石等慢性刺激是引起该疾病的一种诱因，同时腺性膀胱炎有恶性转化的可能，所以单纯抗生素治疗往往无效。

腺性膀胱炎是癌前病变吗？

很多腺性膀胱炎患者发现，腺性膀胱炎的治疗和膀胱肿瘤的治疗有很多相似的地方，他们可能会问，腺性膀胱炎难道就是癌吗？

这里要跟大家说明一下什么叫做癌前病变，所谓癌前病变是指继续发展下去具有癌变可能的某些病变。腺性膀胱炎是一种特殊类型的"炎症"。尽管在治疗上目前的确和肿瘤有相似的地方，但是并不能说它就是癌，它是膀胱的一种良性病变，主要由于膀胱黏膜上皮反应性增生与化生同时存在引起。但是腺性膀胱炎有发展为癌的可能，因此，被认为是一种癌前病变，很多病例都发现腺性膀胱炎的患者如果不采取正规治疗，最后往往会发展为腺癌。因此，腺性膀胱炎是癌前病变这一观点已经得到公认。

为什么女性好发腺性膀胱炎？

临床上常发现腺性膀胱炎好发于中青年女性，由于女性尿道长3~5cm，较之男性的尿道明显短，且直径也宽于男性尿道，同时女性尿道靠近阴道，细菌等致病物容易侵入膀胱，正是由于女性尿道在解剖上的特殊性，因此，女性腺性膀胱炎的发生率高于男性。

什么是间质性膀胱炎？

间质性膀胱炎是一种临床综合征，主要表现为尿频、尿急，膀胱充盈后耻骨上区或盆腔疼痛，是指原因不明的慢性非感染性膀胱炎症病变。其发病机制到目前尚未完全清楚，由于对间质性膀胱炎了解不很透彻或者运用不恰当的诊断方法常常导致许多间质性膀胱炎患者几经周转后才得出正确诊断。间质性膀胱炎以保守治疗为主，约90%的患者可以控制症状，约10%的患者需要外科治疗。

间质性膀胱炎好发于哪些人群？

间质性膀胱炎多发于30~50岁中年女性，男、女发病比约为1∶10。种族发病方面，白种人明显高于其他种族，黑种人罕见发病。确诊时平均年龄44岁，但25%年龄小于30岁，小孩也可见。常伴发于过敏性疾病、自身免疫病、类风湿、肠易激综合征等。没有证据表明间质性膀胱炎有遗传倾向性。

间质性膀胱炎患病率高吗？

由于国家和诊断标准的不同，患病率各不相同。美国最近的一项大规模的人群调查，得出女性间质性膀胱炎的患病率为197/10万，男性为41/10万，女性的年发病率为21/10万，男性的为4/10万。由于大部分间质性膀胱炎患者是在诊断标准以下的，它的实际患病率可能远高于目前的数据。

间质性膀胱炎的病理学改变有哪些？

间质性膀胱炎病理表现可见膀胱黏膜变薄，黏膜下层毛细血管扩张、充血，呈炎性征象，肌层中血管减少，程度不等的纤维化，在病理学上发现膀胱壁的深层纤维化，使其容量减少，有时减少十分明显。膀胱黏膜变薄，这在膀胱舒缩最大部位最为明显，有时还可见到小的溃疡和裂隙。在某些严重病例，由于膀胱输尿管连接处受损，可产生膀胱输尿管反流，甚至产生输尿管肾积水及肾盂肾炎。在显微镜下膀胱黏膜变薄，甚至剥脱，固有层中毛细血管常充血伴有炎症反应存在，肌层中纤维组织增生明显，淋巴管扩张，并伴有淋巴细胞浸润和肥大细胞渗入。

病因篇

什么是革兰阳性菌和革兰阴性菌？

革兰染色是用来鉴别细菌的一种方法，根据细菌细胞壁上的主要成分不同而染色不同，利用这种染色法可将细菌分成两大类，不被酒精脱色而保留紫色者为革兰阳性菌（G⁺），被酒精脱色复染成红色者为革兰阴性菌（G⁻）。这种染色法是由一位丹麦医生汉斯·克里斯蒂安·革兰（Hans Christian Gram，1853~1938年）于1884年所发明，是细菌学中很重要的鉴别染色法。致病菌如金黄色葡萄球菌、绿色溶血性链球菌、肺炎球菌等属革兰染色阳性菌。大肠埃希菌、痢疾杆菌、流行性脑膜炎双球菌、淋病双球菌等均属革兰阴性菌。

哪些细菌易引起膀胱炎？

细菌性尿路感染的常见致病菌是大肠埃希菌，占社区获得性感染的80%和院内获得性感染的50%，除大肠埃希菌外，克雷伯杆菌、变形杆菌、肠杆菌属、沙雷菌属、葡萄球菌、铜绿假单胞菌和粪链球菌等是其余大多数尿路感染的病原菌。

不同菌种感染有什么不同？

急性和无并发症的尿路感染，绝大多数由大肠埃希菌引起；尿路器械检查的患者易引起铜绿假单胞菌感染；泌尿系结石患者常合并变形杆菌和克雷伯杆菌感染；白色念珠菌、新型隐球菌感染多见于糖尿病及使用糖皮质激素和免疫抑制药的患者及肾移植后。根据年龄和性别分析，15岁以下男孩变形杆菌感染较常见；55岁以上及全身情况较差者，葡萄球菌感染增多；16~35岁的女性，葡萄球菌的感染仅次于大肠埃希菌，主要为白色葡萄球菌和腐生葡萄球菌。

膀胱炎都是单一细菌引起的吗？

膀胱炎95%以上是由单一细菌引起的，多种细菌感染见于留置导尿管、神经源性膀胱、结石、先天性畸形和阴道尿道瘘等。

正常人尿路存在细菌吗？

正常人的前尿道黏膜有一些细菌停留，称为正常菌群。如葡萄球菌、链球菌、乳酸杆菌、棒球菌等。正常菌群的存在对于致病菌有抑制作用，是机体对感染防御的一道屏障。

膀胱炎的发病机制主要有哪几个方面？

尿路感染是尿路病原体和宿主相互作用的结果，其发病主要与细菌感染的途径、机体的抗病能力、易于感染的因素和细菌致病能力相关。膀胱炎在一定程度上是由细菌的毒力、接种量和宿主的防御机制不完全造成的，这些因素在最终决定细菌定植水平以及对尿路损伤的程度也起到一定作用。

女性为什么易发生膀胱炎？

大多数进入尿路的肠道细菌都是通过尿道口上行进入膀胱的。女性尿道较短，仅3~5厘米，且直而宽，细菌上行较男性更加容易。同时尿道口与肛门相邻，为肠道细菌侵入尿道提供条件。女性尿道口常存在大量的细菌，主要是大肠埃希菌，来自于粪便污染。性交时摩擦损伤尿道，尿道远端的细菌易被挤入膀胱。阴道炎、宫颈炎等妇科疾患以及性激素的变化，易引起阴道和尿道黏膜防御机制障碍而导致尿路感染。另外，妊娠时由于内分泌与机械性原因使输尿管松弛扩张，尿液排出滞缓，容易导致上行感染。

"蜜月性膀胱炎"是怎么回事？

新婚夫妻性生活以后，新娘出现尿频、尿急、尿痛和血尿等症状，称为"蜜月性膀胱炎"。其发病原因与女性尿道的解剖特点有关。女性尿道短，而且尿道与肛门、阴道相隔甚近，很容易被肛门部的大肠埃希菌污染。未婚女性有处女膜保护，不会与外界直接接触，能保持相对的洁净。

新婚之后，频繁性生活使尿道口黏膜受到损伤，抗病能力降低，保护屏障受到破坏，易受到细菌感染。围婚期的劳累使新娘的免疫功能低下，细菌由尿道口进入膀胱，引起尿道、膀胱炎。所以人们把新婚蜜月期间产生的膀胱炎称之为"蜜月性膀胱炎"。如果未及时控制炎症，细菌可沿输尿管上行，侵入肾脏，可引起急性肾盂肾炎。

预防蜜月性膀胱炎，最主要的措施是注意卫生。性生活之前夫妻双方都应清洗干净外生殖器，尤其男方应将包皮垢洗净，以减少性交时带入细菌的机会。性交后女方应通过排尿将膀胱尿道里的细菌冲洗出来。另外应控制性生活的频率，不宜过频。

蜜月性膀胱炎发生后，要多饮水，暂时避免性生活。症状轻者，通过多饮水，往往可以自愈。如果症状逐渐加重，要尽快到医院诊治，不必害羞拖延，避免耽误最佳诊治时机。

人体对抗细菌入侵的自然保护措施有哪些？

排尿能将细菌自上而下，从内而外冲洗出泌尿系统，因此，多饮水可以显著减少尿路感染的发病机会。男性的前列腺液具有杀菌作用，在男性排尿后期，前列腺收缩释放前列腺液，从而起到清洁尿道的作用。稀释的尿液，由于其渗透压低，使细胞内水分增加，故可抑制细菌的生长；高渗透压、低 pH 值的尿液对细菌有高度的抑制性；尿素对尿液中的细菌亦有较强的抑制作用；当感染出现后，白细胞很快进入膀胱上皮组织和尿液中，起到清除细菌的作用；输尿管膀胱连接处的活瓣具有防止尿液、细菌进入输尿管的功能。另外，尿道黏膜还可以分泌一些免疫球蛋白，起到杀菌抑菌的作用。

哪些泌尿系统疾病易诱发膀胱炎？

尿路梗阻是增加宿主对膀胱炎易感性的重要因素。如先天性泌尿系统畸形、泌尿系结石、泌尿系肿瘤、尿道狭窄、前列腺增生或神经源性膀胱等引起尿流不畅，导致尿液潴留，从而破坏了尿路自身的防御能力。男性前列腺炎和妇科炎症疾病也容易引起膀胱炎。留置导尿管也会引起膀胱炎，导尿管是引起院内膀胱炎最主要的原因之一。引起导尿管感染的最大危险因素为留置导尿管的时间，留置导尿管的时间越长，引发膀胱炎的几率越大，但作为急诊处理和住院治疗的必要手段，在诊治疾病中这项手段必不可少。

机体抵抗力差会引起膀胱炎吗？

机体抵抗力差的人群容易成为细菌趁虚而入的对象，比如糖尿病、妊娠、贫血、慢性肝病、慢性肝肾疾病、长期营养不良、肿瘤和免疫缺陷及使用免疫抑制剂的患者。

膀胱炎和性生活相关吗？

尿路感染以女性居多，已婚妇女的发病率为 5%，而未婚少女仅为 2%，从而说明尿感和性生活相关。女性尿道口常存在大量的细菌，主要是大肠埃希菌，来自于粪便污染，女性尿道短且直而宽，性交时摩擦损伤尿道，尿道远端的细菌易被挤入膀胱。

男性膀胱炎多见于哪些人？

青年男性膀胱炎发病率较低，主要危险因素是包皮过长、不注意会阴部卫生、性伴侣有阴道炎症以及男同性恋患者。50岁以后男性前列腺开始增生，尿路刺激症状如尿频、尿急和排尿不畅的症状明显，膀胱炎的发病率增高，合并膀胱结石的患者更为易感。这也是老年男性膀胱炎发病率高的原因之一。

腺性膀胱炎的发病与哪些因素有关？

腺性膀胱炎患者常表现为尿频、尿急、尿痛等症状，有的患者有尿道烧灼感或下腹坠胀，部分男性患者往往伴有前列腺增生症或膀胱结石。目前对腺性膀胱炎的病因尚有争论，一般认为腺性膀胱炎的发病往往与膀胱的感染（包括细菌性、病毒性感染），尿道出口的梗阻（包括前列腺增生症、尿道内口挛缩等），膀胱内结石等各种理化因子对膀胱长期慢性刺激等因素有关，也有少数学者认为可能与维生素缺乏症、变态反应、激素分泌紊乱及有毒代谢产物等相关，但是腺性膀胱炎产生的确切病因依然不清楚。

为什么会产生腺性膀胱炎？

目前腺性膀胱炎的产生机制没有一个明确的定论，存在着几种假说，目前比较公认的是上皮化生学说。正常膀胱黏膜被覆移行上皮，并无腺体存在，当部分黏膜转化为鳞状上皮或腺上皮时，称之为化生。腺性膀胱炎的发生与发展是一个渐变的过程：当膀胱受到长期的感染、结石、梗阻或其他一些中毒因素的慢性刺激后，黏膜上皮先形成上皮芽，伴有上皮芽的移行上皮细胞向下增殖，它们挤压于黏膜固有层而形成移行上皮巢，即Brunns巢，进而在巢内部形成囊腔，即为囊性膀胱炎，最后腔内柱状上皮形成即为腺性膀胱炎。

腺性膀胱炎好发于膀胱哪个部位？

腺性膀胱炎可以发生在膀胱的任何地方，但主要好发部位是膀胱的三角区和膀胱颈部，其原因不明。从解剖学角度推测可能有下列原因：

（1）三角区及膀胱颈部是尿液流体动力的着力点，因无黏膜下层，位置固定，缺乏其他部位舒缩的随意性；

（2）此部位常为膀胱炎症、尿道逆行感染的高发区。因此物理学因素以及尿液中化学成分的刺激可能是腺性膀胱炎发病原因之一。其他部位如输尿管开口周围，膀胱后壁等地方也是腺性膀胱炎的好发部位。

哪些不良习惯会诱发腺性膀胱炎？

（1）不良生活习惯：不洁性生活或性生活频繁、不注重个人卫生、共用浴巾、抽烟酗酒、经常食用辛辣食物、久坐等不良生活习惯等都会导致泌尿系感染，从而引起膀胱炎；

（2）喝水少、憋尿：多喝水勤排尿，有利于冲刷膀胱，将细菌排出体外，减少膀胱炎感染的几率。女性尿道比男性短，细菌容易进入，也使尿道黏膜分泌杀菌物质的功能减退。长期憋尿会让细菌在尿道滋生，没有尿液的冲洗，细菌逆行至膀胱造成急性炎症。特别是感冒或身体抵抗力差的人群，更容易患病；

（3）免疫力下降：在自身免疫力下降时，细菌毒力增强，膀胱感染的可能性也增大。正常膀胱对细菌有很强的抵抗力，细菌很难能通过尿路上皮侵入膀胱壁，尿道远段内的细菌一般也不能进入膀胱，即使进入膀胱，在正常情况下，也随着尿液的排泄而驱出体外，致使细菌在膀胱内不能停留、繁殖而引起感染。

间质性膀胱炎的发病与哪些因素有关？

虽然间质性膀胱炎自其第一次被发现已经经历了超过100年的时间，但其准确病因仍旧未为人们所知。目前主要有五种假说，认为下述各个因素可能与发病有关。

（1）尿路感染：有的患者发病初期有急慢性尿路炎症病史，早期抗感染治疗有效。但感染不是间质性膀胱炎的直接原因，但可能通过间接机制引起自身免疫反应；

（2）肥大细胞活性提高：间质性膀胱炎的肥大细胞位于膀胱黏膜下层和逼尿肌中，激活后释放组胺、前列腺素、细胞因子、趋化因子等，引起血管扩张、充血、炎细胞渗出、趋化；

（3）尿路上皮通透性的改变：间质性膀胱炎患者膀胱黏膜上皮葡聚糖（GAGs）层明显减少，黏膜通透性改变，化学物质穿过导致接触性损伤和炎症，导致疼痛症状；

（4）自身免疫学因素：临床上常常发现间质性膀胱炎与一种或多种免疫性疾病并存，因此其发病可能与免疫有关；

（5）神经源性炎性反应：神经因子转导机制异常引起的相关炎性反应。

另外，如内分泌的影响、缺氧、精神紧张等也可能与间质性膀胱炎的发病相关。

自身免疫因素和间质性膀胱炎有何关系？

临床上常常发现间质性膀胱炎与某种或多种免疫性疾病并存，因此其发病可能与自身免疫有关。有学者对患者的免疫功能检查及过敏史询问，发现间质性膀胱炎患者补体C耗竭，IgG显著升高，考虑为（自身）抗体激活经典补体途径所致。有学者根据临床、膀胱镜检查和病理组织学结果将间质性膀胱炎分为经典的溃疡型和非溃疡型两组，然后分别对患者可能伴随存在的自身免疫病或过敏性疾病进行调查分析，最后得出结论：过敏性疾病在41%的经典间质性膀胱炎患者中存在，在47%的非溃疡型间质性膀胱炎患者中存在，类风湿关节炎和哮喘约占10%，成为第二大伴随疾病，甲亢为第三位。以上都提示免疫机制在间质性膀胱炎发病中的作用。

尿路上皮改变和间质性膀胱炎有何关系？

正常膀胱黏膜表面存在一层连续的保护层，包括氨基葡聚糖（GAGs）、离子泵、不对称的单位膜及高密度的蛋白聚糖等成分，可以防止尿液中细菌的黏附及毒性成分对肌层的破坏。间质性膀胱炎患者膀胱黏膜上皮葡聚糖（GAGs）层明显减少，导致黏膜通透性增加，化学物质渗透至黏膜下层，导致接触性损伤和炎症，刺激疼痛神经，导致疼痛症状。所以尿路上皮改变可能在间质性膀胱炎的发病中扮演重要角色。

抽烟饮酒会引起间质性膀胱炎吗？

间质性膀胱炎的准确发病因素尚未明确，目前未有研究证明抽烟饮酒和间质性膀胱炎有直接关系。但是目前主要的五种病因假说中，尿路感染、肥大细胞活性增高、尿路上皮通透性的改变和抽烟饮酒有关系。所以不排除抽烟饮酒在间质性膀胱炎的发病及进展中扮演一些角色。最近也有研究指出长期饮酒的女性间质性膀胱炎的发病率明显升高。

症状篇

膀胱炎主要有哪些临床表现？

急性膀胱炎常突然起病，往往伴尿急、尿频、排尿时尿道烧灼痛的典型症状，严重可伴有尿失禁。排尿伴随着下腹部疼痛和会阴区明显不适。尿液浑浊或有脓细胞，在女性患者经常出现血尿，并以此为初始症状就诊。耻骨上膀胱区有轻度压痛。部分患者有腰痛、腰酸及乏力。炎症病变局限于膀胱时，常无发热及血白细胞增多，全身症状轻微，部分患者有疲乏感。感染可进一步发展为肾盂肾炎，引起明显的腰痛发热等全身症状。

慢性膀胱炎膀胱刺激症状往往较急性膀胱炎轻，病变长期存在，且反复发作。尿中没有或仅有少量或中量脓细胞、红细胞。常见于中老年妇女及伴有结石、畸形或其他梗阻因素存在的患者。这些患者既往多有急性膀胱炎病史。

膀胱炎如果及时治疗的话，症状是会很快消失的，这时候患者朋友不能掉以轻心，要坚持治疗，在医生通过检查确认膀胱炎已经治愈后再停止治疗，不要因此而让急性膀胱炎转化成慢性膀胱炎。

什么是尿频？

排尿次数增多称为尿频，是泌尿系统最常见的症状之一。正常成人每天日间平均排尿4~6次，夜间就寝后0~2次；如排尿次数明显增多，超过了上述范围，就是尿频。引起尿频的原因很多，主要包括：

（1）尿量增加：当尿量增加时，排尿次数亦会相应增多。在生理情况下，由于进水量增加，尿量增多，排尿次数亦增多，可出现尿频。在病理情况下，如糖尿病、尿崩症患者饮水多，尿量多，排尿次数也多；

（2）炎症刺激：膀胱内有炎症时，产生尿频，并且尿量减少，尤其是急性膀胱炎、结核性膀胱炎更为明显，前列腺炎、尿道炎、肾盂肾炎等都可出现尿频；

（3）非炎症刺激：如尿路结石、异物，常引起尿频；

（4）膀胱容量减少：膀胱内占位性病变、肿瘤及结石、膀胱外来压迫如妊娠期增大的子宫压迫、结核性膀胱挛缩等；

（5）精神神经性尿频：常属精神紧张或见于癔病患者。

什么是尿急？

尿急是指一种突发的、强烈的排尿欲望，且很难被主观抑制而延迟排尿，严重时可能发生尿失禁。每次尿量很少，往往伴随尿频、尿痛同时发生。常见于急性膀胱炎、膀胱异物、尿道炎、前列腺炎、输尿管下段结石。单纯焦虑也可出现尿急的表现。

什么是尿痛？

尿痛指排尿时或排尿后膀胱区及尿道的疼痛不适。尿道内或尿道外口的不适感，包括疼痛、烧灼样、酸胀及小腹下坠感，严重时有刀割样疼痛。多见于尿路系统的感染如尿道炎、膀胱炎、前列腺炎。膀胱结石、异物、膀胱结核等患者的尿痛更为明显，性质为灼痛或刺痛。尿道炎疼痛多在排尿开始时即出现；膀胱炎疼痛在排尿末期加重；急性前列腺炎尿痛伴有会阴部胀感、肛门区坠胀，耻骨区及腰背酸痛放射到腹股沟、阴囊及大腿部；膀胱结石或异物多为尿线中断伴阴茎远端的放射性疼痛。

什么是肉眼血尿？

正常人尿液中没有红细胞，或者仅有个别红细胞。根据尿中含有血液量的不同，将血尿分为肉眼血尿和镜下血尿。肉眼血尿为肉眼能见到血色的尿，通常在1000ml尿中含1ml血液即肉眼可见。达到一定浓度时，尿液颜色会明显变红，严重时如同洗肉水样或血色。若尿色正常，未达到一定程度，而仅在显微镜下才可以检测到红细胞，每高倍视野有3个以上的红细胞，称为镜下血尿。

血尿的来源如何鉴别？

血尿根据来源的不同，又可被分为初始血尿、终末血尿、全程血尿。进行尿三杯试验可以对其进行鉴别。准备3个洁净的透明玻璃杯，患者每次排尿时，分为前、中、后3段排尿，分别排入3个玻璃杯中。如果第一杯中为血尿，后面两杯正常，则为初始血尿，提示尿液中血液可能来自尿道；若第一、二杯中没有血尿，但是第三杯有血尿，则称之为终末血尿，提示病变多在后尿道、前列腺、膀胱颈部或膀胱三角区；如果三杯中均发现血尿，则称之为全程血尿，提示病变可能在上尿路如肾脏、输尿管，或为膀胱内出血。

根据血尿的伴随症状可以区别不同血尿，如果伴有尿频、尿急、尿痛，多为泌尿系感染、结石等引起；血尿不伴尿痛，称之为无痛性血尿，在泌尿系肿瘤中很常见，常为间歇性发生，血尿可不经治疗自行消失，但间隔一段时间后常自行出现。对于年龄大的患者，出现无痛性肉眼血尿，应当进一步检查，以排除恶性肿瘤。

此外，肉眼血尿还应与血红蛋白尿相鉴别。主要依靠显微镜检查，血尿中含有大量红细胞，而血红蛋白尿中无红细胞，这是两者根本的不同之处。

泌尿系统疾病和某些全身性疾病都可以产生血尿，必要时需要进行X

线、B超、CT等检查明确血尿来源。

此外，尿液呈红色并不都是血尿。有些食物、药物能使尿液呈红色、褐色，如大黄、酚酞、利福平、四环素类药物、嘌呤类药物等。

膀胱炎患者尿中有白细胞和红细胞吗？

急性膀胱炎时，膀胱黏膜及黏膜下组织充血、水肿，有明显的白细胞浸润。严重者有点状或片状出血，并出现黏膜破损，形成溃疡，表面有时附着脓液和坏死组织，所以尿中可见白细胞和红细胞。急性肾盂肾炎时，炎症病变更加明显，肾盂黏膜充血水肿，甚至伴有脓性分泌物，形成散在的小脓肿。黏膜病理改变明显，则尿液中会出现较多的白细胞和红细胞。

膀胱炎患者都有症状吗？

有一种隐匿型尿感，患者平时无自觉尿路症状，仅在人群筛查时，发现细菌尿，称之为无症状细菌尿。一般多见于老年妇女，60岁以上的检出率约为10%，发病率随年龄的增长而增高。致病菌多为大肠埃希菌。一般对于老年人的生存期无影响，可长期带菌生存。孕妇的无症状细菌尿检出率也较高，约为7%，可能会引起肾盂肾炎，需要引起注意。

腺性膀胱炎有什么表现？

主要表现为反复发作的、难治性的尿频、尿急、尿痛、血尿，耻骨上区及会阴不适，下腹坠胀感，尿失禁，性交痛等一系列症状。尿频是指排尿次数增多，在正常饮水的情况下白天超过4~6次，同时每次排尿量也可以减少；尿急是指一种突发的、强烈的排尿欲望，且很难被主观抑制而延迟排尿，严重时可能发生尿失禁；尿痛可以表现为排尿终末尿道或膀胱区疼痛，可以有尿道烧灼的感觉。

腺性膀胱炎会有血尿吗？

一部分腺性膀胱炎患者会出现血尿，并且以镜下血尿为主，就是说肉眼看不到尿液变红，但是尿常规检查时反复出现红细胞。腺性膀胱炎患者出现肉眼血尿的一般不多，如果有肉眼血尿一般尿色为淡粉红色，洗肉水样血尿不多见。

腺性膀胱炎有什么并发症？

腺性膀胱炎的常见并发症有慢性感染、尿道狭窄、结石、膀胱肿瘤、膀胱出口梗阻、盆腔脂肪增多症、膀胱外翻等。腺性膀胱炎累计三角区和输尿管开口者可出现肾积水，并发感染时可出现严重膀胱炎、肾盂肾炎等严重并发症。

腺性膀胱炎的症状与病变部位有关系吗？

腺性膀胱炎的临床表现与病变部位关系密切：病变位于三角区者主要表现为尿频、尿急、尿痛；在膀胱颈部者多有排尿不畅、下腹不适感、严重者有排尿困难症状；病变累及输尿管开口者可引起输尿管扩张及肾积水等腰部不适症状；病变范围较广泛者多出现血尿；合并有膀胱结石者可有尿流中断等表现。这些表现没有特异性，在细菌性膀胱炎患者中也可以有尿频、尿急、尿痛，在膀胱肿瘤的患者中也可以出现血尿，尿道综合征的患者往往可以有上述表现，正是因为腺性膀胱炎没有特殊的临床表现，因此它的诊断往往依靠进一步的检查。

间质性膀胱炎有什么表现？

现在去门诊就诊的间质性膀胱炎患者常有长时间的临床症状，往往有反复发作的病史，并且应用抗生素治疗后效果不显著。临床诊断也往往延误。

间质性膀胱炎患者的典型症状是尿频、尿急、尿痛、夜尿增多，会阴或者骨盆疼痛，而这些症状憋尿时显著，排尿后可缓解。另外很多患者在性生活过程中或之后出现疼痛，大部分女性患者都出现过性生活疼痛。门诊上，一部分患者会以疼痛症状为主却没有或者很少有尿路症状，同时另一部分患者则有膀胱相关症状却没有疼痛表现。疼痛症状可能被描述为骨盆、耻骨弓、阴道及会阴来源的，或者尿道及下背部疼痛。慢性骨盆疼痛可以是女性患者的主要表现之一，与间质性膀胱炎有高度关联性。

间质性膀胱炎会出现血尿吗?

一般来说间质性膀胱炎患者的主要症状不是血尿，就诊原因多以尿频、尿急、尿痛和膀胱区疼痛为主。一般出现肉眼血尿的较少，尿常规检查可能会看到少许红细胞。

间质性膀胱炎会发热吗?

间质性膀胱炎的定义即原因不明的慢性非感染性膀胱炎症病变，所以该病患者仅有尿频、尿急、尿痛和膀胱区疼痛等不适症状，而不会有发热。这点即可与细菌性膀胱炎和肾盂肾炎等疾病区别。当然，若合并有其他感染性疾病，也可出现体温升高，但与此病无关。

间质性膀胱炎会癌变吗?

早期间质性膀胱炎主要表现为尿频、尿急、尿痛和膀胱区疼痛等不适症状，若无得到有效治疗。晚期会并发膀胱挛缩、输尿管反流、进行性输尿管狭窄导致肾积水，最终导致肾功能衰竭。目前尚未见研究报道间质性膀胱炎和膀胱癌有关系，认为间质性膀胱炎不是癌前病变。

诊断和鉴别诊断篇

尿常规主要包括哪几项指标？

尿常规检查是医院中最常用也是最方便的检验项目之一。包括以下几项。

（1）一般性状检测：尿量、外观、比重、酸碱度等；

（2）化学检测：尿蛋白、尿糖、尿酮体、尿胆原、尿胆色素等；

（3）尿沉渣检测：细胞、管型、结晶体等。

尿常规检查指标正常和异常意味着什么呢？

尿蛋白和尿红细胞是两项重要指标。尿潜血阳性的常见原因有泌尿系统结石、肿瘤、感染及血液系统疾病等。蛋白尿可出现于一些生理性情况，例如暂时性尿蛋白阳性可能是因为长时间过量运动、精神紧张或蛋白量摄入过多。另外溶血性贫血、白血病、甲状腺功能亢进症、肌肉严重外伤、高热、黄疸等均可检测出蛋白尿。此时需要完善各项相关检查以排除泌尿系统疾病可能性。如果尿蛋白和尿红细胞两项指标同时出现异常，提示肾脏组织可能遭到破坏，导致蛋白和红细胞从肾小球滤过膜漏出，并随尿液排出，需要考虑患有肾脏疾病的可能。一些肾病起病隐匿，尿常规检查异常可以协助其早期发现。

尿量（Vol）：正常成人24小时排尿800~2000毫升。但饮水量、活动、出汗、气温皆可影响尿量；24小时尿量>2500毫升为多尿，<400毫升为少尿，<100毫升则为无尿；如夜尿量>500毫升，尿比重<1.018为夜尿量增多。

尿比重（SG）：正常参考值根据不同年龄段而有不同标准，成人为1.002~1.030，晨尿最高，婴幼儿的尿比重偏低，尿比重受年龄、饮水量和出汗的影响。主要取决于肾脏的浓缩功能。在临床上尿比重增加常见于高热、呕吐、腹泻、肾炎、糖尿病等。尿比重降低常见于尿崩症、急慢性肾功衰竭、慢性肾炎、肾盂肾炎等。

尿糖（Glu）：正常人尿内可有微量葡萄糖，但定性试验为阴性。定性试验阳性多见于糖尿病、甲亢、肾功能不全、胰腺癌、胰腺炎等。摄入过多含糖量高的食物，也可产生一过性血糖升高，尿糖检测为阳性。应激性糖尿可出现于急性期心梗、脑血管意外及颅脑外伤等。

尿酮体（Ket）：正常为阴性，如果出现阳性则多见于糖尿病酮症、腹泻、高热、酒精性肝炎、肝硬化、妊娠呕吐、饥饿等。

尿胆原（URO）：正常为阴性或弱阳性，尿胆原减少多见于梗阻性黄疸，如果尿胆原增多则多见于肝细胞性黄疸及溶血性黄疸等。

尿胆红素（BIL）：正常为阴性。临床上患有肝硬化、急慢性肝炎、肝癌、肝细胞坏死等可导致肝细胞性黄疸。胆石症、胰头癌、胆道肿瘤等可引起梗阻性黄疸。患者可出现尿胆红素阳性。

尿白细胞（U-LEU）：正常人尿中有少量白细胞存在，离心尿每高倍镜视野不超过5个。若有大量白细胞，多为泌尿系统感染如肾盂肾炎、肾结核、膀胱炎或尿道炎。

尿酸碱度（pH）：正常为弱酸性，也可为中性或弱碱性，取决于饮食、服药及疾病的不同。参考值为4.5~8.0，平均值为6.5。偏酸多见于酸中毒、高热、痛风、糖尿病等疾病。一些药物的使用也会造成尿液偏酸，如口服氯化铵，维生素C等酸性药物。偏碱多见于碱中毒、严重呕吐、尿潴留、膀胱炎、应用利尿剂、临床输血等情况。

尿亚硝酸盐（NIT）：正常为阴性，尿中出现亚硝酸盐应高度怀疑有细菌的存在，如果出现阳性多见于肾盂肾炎、膀胱炎等。

尿液颜色（Col）：正常为淡黄色至黄褐色，主要由尿色素所致，其每日的排泄量大体是恒定的，故尿色的深浅随尿量而改变，尿量越少尿色越深。异常的尿色可因食物、药物、色素、血液等因素而变化，尿液放置后因盐类析出出现浑浊的情况。

做尿常规检查前应注意哪几个方面？

收集尿液的时间：任何时间排出尿都可以做尿常规化验。最好是晨尿。一般采用清晨起床第一次尿液。尿量一般需5~10ml，如要测尿比重则不能少于50ml。留尿标本应取中段尿：即先排出一部分尿弃去，以冲掉留在尿道口及前尿道的细菌，然后将中段尿留取送检。应注意避免尿液污染，女性患者留尿时应避开月经期，收集尿液前应认真冲洗外阴，男性患者如包皮过长应先翻开包皮并清洗阴茎头，应避免混入前列腺液。

什么是脓尿？引起脓尿的病因有哪些？

正常人的尿中只含少量的白细胞，新鲜清洁的中段尿，经离心沉淀作镜检，通常<3~5个/高倍镜视野，如果≥5个/高倍镜视野，则称之为白细胞尿。临床上把变性的白细胞称为脓细胞，所以又称之为脓尿。出现脓尿最常见的疾病是尿路感染。但脓尿不等于尿路感染，其他疾病也会引起脓尿，大致可分为泌尿生殖系统疾病及其临近器官和组织疾病两大类。其中泌尿生殖系统疾病包括肾脏疾病：急慢性肾盂肾炎、肾脓肿、肾结石、肾肿瘤、肾结核、肾小球肾炎及肾病等；输尿管疾病：输尿管结石、肿瘤、炎症等；膀胱疾病：膀胱炎、结石、肿瘤、结核、异物等；尿道疾病：尿道炎症、结石、肿瘤、异物及包皮龟头炎等；前列腺疾病：前列腺炎及肿瘤等；精囊疾病：精囊炎等。泌尿生殖系统邻近器官和组织疾病包括：肾周围脓肿、输尿管周围炎、阑尾脓肿、盆腔炎、盆腔脓肿及腹腔肠道感染、脓肿等。

尿液细菌培养的结果有什么意义？

尿细菌培养对尿路感染的诊断有重要意义，同时它可以对细菌进行药物敏感试验，帮助医生正确选择抗生素。但是中段尿在收集过程中可能存在污染，如消毒不严密，没有完全取中段尿液及保存运送过程中受到污染。因此，单纯的尿液细菌培养可能存在假阳性。相对来说，膀胱穿刺收集尿液可基本避免假阳性。因此，确诊尿路感染仅仅依靠尿液细菌培养是不够的，应当做尿细菌定量培养。女性患者应特别注意白带污染。

什么是尿细菌定量培养？

一般来说，诊断尿路感染必须以细菌定量培养阳性为依据。可采用清洁中段尿、导尿及膀胱穿刺尿做细菌培养，其中膀胱穿刺尿培养结果最准确。清洁中段尿定量培养尿中的细菌数在10万个/ml以上时，为阳性，可诊断为真性细菌尿；如两次或两次以上中段尿定量培养尿中的细菌数在10万/ml以上，不论有无明显的临床症状，都可诊断为尿路感染。1万/ml到10万/ml之间为可疑阳性，应进一步复查。如同时合并明显症状时，可协助诊断；在1万/ml以下则尿路感染的可能性很小，多为污染。如果反复定量培养都是阴性，则可认为无活动性尿路感染的存在。

细菌学诊断的假阳性会有哪些情况？

对尿细菌培养的结果，应结合临床表现来判断。由于各种各样的原因，如中段尿标本收集不符合无菌操作标准，导致标本被污染；或尿标本在室温下存放超过1小时才接种；或接种技术、检验技术出现错误等，细菌定量培养可能出现假阳性的结果。

细菌学诊断的假阴性会有哪些情况？

部分尿路感染患者，其尿细菌定量培养可能为假阴性。如在最近一周内使用过抗菌药物或者目前抗菌药物治疗期间；患者尿频、尿急严重，尿液在膀胱停留的时间过短，不足6小时，细菌没有足够的时间繁殖；细菌感染病灶与尿路不通，或因输尿管梗阻，以致肾盂尿仅有少量进入膀胱，此时患者有明显尿路感染症状，但尿细菌培养阴性；尿液因大量饮水、补液、利尿而稀释；尿pH值过高或过低，不利于细菌生长；慢性肾盂肾炎的一些患者呈间歇性排菌排脓。没有急性症状时，有些患者的尿细菌培养可为阴性，急性发作时，尿细菌培养则常为阳性。宜多次检验才能证实为真阴性。由此可见对细菌定量培养结果，应密切结合患者具体情况进行全面的分析，才能作出正确的诊断。因此，对尿细菌培养结果应结合临床表现予以判断，必要时还需反复多次进行培养。

尿涂片镜检细菌有什么意义？

当尿液中含有大量细菌，尿液涂片镜检易找到细菌，它是一种快速诊断细菌尿的方法。取晨尿清洁中段尿10ml，离心后沉渣做涂片，进行革兰染色，必要时可进行抗酸染色。计算10个视野细菌数，取其平均值，若每个视野下可见1个或更多细菌，可诊断细菌尿。该方法可以初步确定尿路感染诱发的细菌是阳性球菌或阴性杆菌，作为使用抗菌药物的参考，还可以协助鉴别在应用抗生素的情况下尿细菌培养假阴性的病例。尿液涂片镜检，操作方便，设备简单，也可用于流行病学筛查。

什么是亚硝酸盐试验？

正常人尿液中含有蛋白质代谢产生的硝酸盐。某些革兰阴性杆菌（如大肠埃希菌）可以产生硝酸盐还原酶，将硝酸盐还原为亚硝酸盐。因此可通过检测尿液中亚硝酸盐，借此帮助诊断尿感。此法应满足致病菌含有硝酸盐还原酶、体内有适量硝酸盐存在、尿液在膀胱内有足够的停留时间（大于4小时）等条件，否则易出现假阴性。阳性检出率约为70%。某些药物如利尿剂、抗生素等的影响增加了假阴性率，因此亚硝酸盐试验阴性的患者不能排除尿路感染的可能。另外标本放置过久或污染可呈假阳性，因此应通过综合分析进行诊断。

什么是IVP检查？

静脉肾盂造影检查简称为IVP检查，是通过静脉注射不透X线的含碘造影剂，造影剂经肾脏排泄，X线照射下显示泌尿系统的常用影像学检查方法。一般尿路感染时不需要行该检查，可以先行B超检查，简单经济。在以下情况出现时，推荐进一步行IVP检查：反复发作的尿路感染、长期治疗无效的尿路感染、复杂的或者特殊细菌感染的尿路感染等。对碘剂过敏、肾功能严重受损、全身状况衰竭者以及妊娠早期者（3个月以内）禁止行IVP检查。尿路感染急性期也不宜做静脉肾盂造影。

膀胱炎和肾盂肾炎如何鉴别？

急性细菌性膀胱炎与急性肾盂肾炎具有相似的泌尿系症状，即尿路刺激征如尿频、尿急、尿痛。并且尿常规检查都可见红细胞和白细胞，且尿细菌定量培养均为阳性。以下几点可协助鉴别诊断。第一，急性膀胱炎男女诱因不同，男性多以饮酒或性交为主要诱因，女性与妇科炎症有关。急性肾盂肾炎的诱因一般为有机体抵抗力降低及明显的泌尿系统疾病，如肾结石、输尿管结石引起输尿管梗阻合并上尿路感染，膀胱输尿管反流等；第二，急性膀胱炎发病率高，一般以严重的尿路刺激征为主要临床表现，并无明显全身症状，一般不影响日常学习和工作，其血常规检查无明显异常。急性肾盂肾炎发病率相对较低，除尿路刺激征外，往往有较为明显的全身症状，并常伴寒战、发热、头痛、恶心呕吐、食欲不振等，合并体温升高，查血常规提示血白细胞总数和中性粒细胞比例升高；第三，急性膀胱炎多有膀胱区压痛，而急性肾盂肾炎体检时可有一侧或两侧肋脊角或输尿管点压痛和（或）肾区叩击痛。

膀胱炎和肾结核如何鉴别？

慢性膀胱炎症状无明显诱因长期存在且逐渐加重，尿培养无细菌生长时，要考虑肾结核可能。或者经过积极抗菌治疗后，患者症状仍无明显好转迹象或尿沉渣仍有异常，也应考虑肾结核可能，建议进一步了解病史及检查。追问病史时，肾结核患者大多有肺结核、附睾结核等肾外结核病史。膀胱刺激症状明显，存在一段时间之后常出现血尿，以终末血尿多见，行抗结核治疗有效。结核杆菌培养、尿沉渣找到抗酸杆菌、IVP及膀胱镜检查发现特异性结核改变均有助于诊断。肾结核常与一般尿路感染同时存在。

什么是尿道综合征？

反复发作尿频、尿急、尿痛及排尿不适等症状，而尿常规化验正常，中段尿培养无细菌生长，称为尿道综合征。常见于女性，尿道旁腺炎、前庭炎、阴道炎常常诱发尿道综合征。另外，尿道梗阻、膀胱过度活动、雌激素分泌异常及精神因素亦可引起这一症候群。该病的特点为：起病迅速，症状消失快。膀胱三角区炎症是尿道综合征的重要原因之一。该病又分为感染性尿道综合征和非感染性尿道综合征，前者约占75%，后者约占25%。

尿常规和B超能诊断腺性膀胱炎吗？

腺性膀胱炎患者首要的检查就是尿常规。尿常规往往可以有少量的白细胞、红细胞，血尿严重时红细胞较多。白细胞一般不多，若白细胞较多需要首先排除细菌性膀胱炎的可能。B超检查也是出现"尿频、尿急、尿痛、下腹坠胀不适及血尿"患者必须要的检查。它可以全面了解肾脏、输尿管、膀胱的病变，可以排除结石、畸形甚至是肿瘤，腺性膀胱炎患者一般B超表现为膀胱壁毛糙，很少会出现占位性改变。因此尿常规和B超是诊断腺性膀胱炎必不可少的检查，但是由于腺性膀胱炎临床表现缺少特异性，因此光凭上述两个检查很难确诊腺性膀胱炎。确诊腺性膀胱炎主要依靠膀胱镜检查及活组织检查。

腺性膀胱炎为什么一定要做膀胱镜？

要想确诊是否为腺性膀胱炎，则必须做膀胱镜检查，必要时行可疑组织活检。膀胱镜检查是诊断腺性膀胱炎的金标准。尿常规和B超检查仅仅能做泌尿系统疾病的初步筛查，CT检查对于腺性膀胱炎的诊断也没有定性作用。因此确诊只有依靠膀胱镜检查。膀胱镜检查是一项有创伤的检查，但是随着器械的发展和医务人员操作水平的不断熟练，目前膀胱镜检查的并发症逐步降低，它是一项安全、有效的检查，因此不要畏惧膀胱镜检查。

膀胱镜的诊断准确率高吗？

膀胱镜检查不但可以全面观察整个膀胱和尿道的情况，同时可以对可疑病变组织取标本，行病理检查。但是膀胱镜检查，尤其是活检有一定的假阴性率，也就是说活检结果是阴性的话并不代表一定就不是腺性膀胱炎，因为取活检时可能正好没有取到病变组织。相反如果活检证实为腺性膀胱炎，那么则可以确诊为腺性膀胱炎。因此膀胱镜对于腺性膀胱炎的诊断也有一定的假阴性。

膀胱镜下一般能看到什么？

腺性膀胱炎在膀胱镜下可以有多种表现，病变主要位于膀胱三角区及膀胱颈部，病变呈多中心性，常常散在，成片或成簇存在，根据病程不同可以有不同表现。膀胱镜检可见：

（1）滤泡样或绒毛样水肿，此种最常见，表现为片状浸润型的滤泡状水肿隆起或绒毛状增生；

（2）乳头样水肿结构，可被深沟分隔，乳头本身看不见血管分支，临近炎症区域可见水肿，这些水肿黏膜突起，像大泡状水肿，但其水肿的实性感和不透光性可与大泡状水肿鉴别；

（3）囊性改变，囊肿可以单个或成群出现。早期囊肿呈半透明状，内含清亮浆液。晚期囊肿变硬，成为黄灰色，囊内充满黄色黏液或胶体物质；

（4）慢性炎症，表现为局部黏膜粗糙、血管纹理增多及模糊不清。

病理检查一般能发现什么？

尿路上皮最常见的反应性增生改变是形成Brunn巢，为表面的尿路上皮陷入下方的固有层而形成。这些尿路上皮组成致密巢可与表面失去连续性，孤立存在于固有层，并且由于细胞碎屑或黏液积聚而形成囊性，该病变称为囊性膀胱炎，小囊腔的衬覆上皮由一层或几层扁平移行或立方上皮组成。在有些病例中，衬覆上皮发生腺上皮化，腺细胞呈立方或柱状，分泌黏液，一些细胞转化为杯状细胞。这些病变也可发生于肾盂或输尿管，在膀胱的病变称为腺性膀胱炎。整个泌尿道中Brunn巢、囊性膀胱炎、腺性膀胱炎形成增生性或反应性改变的一个连续体，在同一标本中常可见三种改变。显微镜下可分为四种病理类型。

（1）移行上皮型：以Brunn巢为特征性上皮型。

（2）肠上皮型：正常情况下膀胱黏膜无腺体，但在长期慢性炎症刺激下，膀胱黏膜移行上皮的基底细胞可呈慢性增生，并伸展至固有膜形成实心的上皮细胞巢。上皮巢内出现裂隙或形成分支状、环状管腔，中心出现腺性组织转化形成腺体结构，与此同时存在淋巴细胞和浆细胞的浸润，腺体上皮可分泌黏液，故形成含有黏液的腔，此时细胞核位于基底部，细胞质顶部含有丰富的黏液空泡，颇似富含杯状细胞的结肠黏膜上皮。

（3）前列腺上皮型：腺腔较大，皱壁较多而高低不等，腺上皮呈单层柱状、立方或假复层柱状。腺上皮表面有不规则微绒毛，细胞内有丰富的粗面内质网和分泌颗粒，腺上皮与间质之间有胶原样基膜。

（4）移行–前列腺上皮混合型：镜下同时存在Brunn巢和前列腺腺组织转化结构。

腺性膀胱炎和膀胱肿瘤一样吗？

腺性膀胱炎是一种癌前病变，是一种增生与化生共存的病变，它与膀胱肿瘤既有相同点，又有明显的不同。膀胱肿瘤以无痛性间歇性肉眼血尿为主，血尿可以是粉红色、茶色，也可以是鲜血样，合并感染时也可出现尿痛。B超目前能检出1cm以上的膀胱肿瘤，能观察肿瘤内部的血供情况，结合超声造影还能初步判断肿瘤性质。确诊和腺性膀胱炎一样，主要依靠膀胱镜和活检。膀胱肿瘤一般膀胱镜下呈菜花样或乳头样增生改变，病理提示多为尿路上皮肿瘤，其中以乳头状癌或瘤多见。非肌层浸润性膀胱肿瘤治疗上同腺性膀胱炎有类似的地方（具体可参考治疗篇或膀胱肿瘤章节）。

腺性膀胱炎和慢性膀胱炎如何分辨？

在表现上两者有一定的相似性，都可以表现为尿频、尿急、尿痛，有时可都有血尿的表现。慢性膀胱炎患者的尿常规检查往往白细胞增多，可伴有或不伴有红细胞增加，尿培养有时能发现致病的细菌，抗生素治疗往往能起到很好的效果。膀胱镜下观察，可以看到病变区（膀胱颈及膀胱三角区）有水肿性炎症，整个膀胱呈现片状红肿黏膜，易出血，严重者黏膜表面可呈颗粒状，水泡状或乳头状，颇似肿瘤。

间质性膀胱炎为什么一定要做膀胱镜？

间质性膀胱炎的诊断主要依靠各类辅助检查，目前主要依据 NIDDK 会议通过的诊断和排除标准。间质性膀胱炎患者的尿常规检查和尿培养多数情况下是正常的，B 超检查可以初步估计膀胱容量，排除膀胱占位性病变。但是这些都不足以诊断间质性膀胱炎。因此必须行膀胱镜检查，发现间质性膀胱炎在膀胱镜下的特征性表现，同时排除其他疾病，才能诊断间质性膀胱炎。

膀胱镜检查为什么要做膀胱水扩张？

间质性膀胱炎一般的膀胱镜检查可能很难发现有特异性的表现，甚至是正常的。必须在麻醉状态下先行膀胱水扩张然后再行膀胱镜检查。具体为：先以 80~100cm 水柱压力向膀胱内灌注水直到水流自然停止，保持灌注 2~5 分钟，然后放出水见血色溶液流出则提示诊断，再次膀胱镜检发现膀胱黏膜出现 Hunner 溃疡和 / 或点状出血则诊断成立。

尿流动力学检查一定要做吗？

尿流动力学检查仍在争议中。有研究报告尿流动力学指标与患者排尿日志比较发现，两者密切相关，排尿日志显示低容量，高频率尿次数者尿流动力学也显示膀胱容量减少。因此认为无创性的排尿日志已能提供足够的必要信息。尿流动力学检查的主要优势在于可明确诊断膀胱过度活动症，而后者与间质性膀胱炎是截然不同的两种疾病。另外，在明确膀胱顺应性与感觉的同时，尿流动力学检查，还可以在充盈膀胱的时候重现患者的症状。在尿流率图像测定时，我们也可以看到同样的改变。现在公认的是，尿流动力学检查并非是间质性膀胱炎诊断的必要手段，因此不是一定要做的。

为什么要做膀胱活检？

目前认为，膀胱镜检查仍是必须的，但是间质性膀胱炎的诊断并不完全依赖膀胱镜活检结果。因为尚未发现间质性膀胱炎特征性的病理组织学表现。膀胱活检主要是用来排除原位癌的可能。排除了原位癌等其他疾病后，慢性炎症的组织学结果可以帮助诊断间质性膀胱炎。肥大细胞在数个研究中被认为是诊断标示物之一，但是至今仍不能由肥大细胞对间质性膀胱炎进行明确诊断。

间质性膀胱炎的诊断标准是什么？排除标准又是什么？

目前间质性膀胱炎还没有公认的标准，1987年美国国家糖尿病、消化和肾脏疾病研究会（NIDDK）会议制定了其实验室诊断标准和排除标准。但该诊断标准过于严格，临床上敏感性较低。近年有些国家和研究机构已经制定了新的诊断标准。

日本间质性膀胱炎研究会（SICJ）日本泌尿外科协会（JUA）2009年制定的诊断标准为：

（1）下尿路症状如尿频、膀胱敏感度高、膀胱疼痛；

（2）膀胱镜证实有Hunner's溃疡和/或膀胱黏膜出血；

（3）排除其他疾病如感染、尿路恶性肿瘤或结石；

目前国内外多采取排除法进行诊断：

（1）排尿日记，记录24小时尿量和次数，可帮助排出多饮引起的多尿；

（2）排除尿路感染；

（3）尿流动力学检查：可帮助排除膀胱过度活动症，减少间质性膀胱炎的误诊；

（4）B超、CT、MRI等影像学检查可排除盆腔及泌尿系肿瘤，尿脱落细胞学检查可排除上、下尿路肿瘤；

（5）排除妇科疾病；

（6）膀胱镜检查：临床工作中只有5%~10%的患者镜下可见典型的Hunners溃疡，一些患者会有膀胱壁黏膜下多发点状出血，约有一半的可疑患者镜下无异常。

间质性膀胱炎和慢性膀胱炎如何分辨？

间质性膀胱炎和慢性膀胱炎的患者都可以出现尿频、尿急、尿痛等表现，间质性膀胱炎的患者往往还伴有下腹部或膀胱区的疼痛。行尿常规和尿培养检查，间质性膀胱炎的患者多是正常的，而慢性膀胱炎的患者尿中往往存在白细胞，培养也可见细菌生长。抗生素治疗往往对慢性膀胱炎患者有效，而间质性膀胱炎的患者应用抗生素则无效。另外，在膀胱镜下出现典型Hunners溃疡和或膀胱壁黏膜下多发点状出血，可明确鉴别诊断。

治疗篇

主要的抗革兰阴性杆菌药物有哪些？

抗革兰阴性杆菌药物常用的是复方磺胺甲噁唑（SMZ）即复方新诺明和喹诺酮类药物等。一般的膀胱炎上述药物有效。如为肾盂肾炎，需应用血药浓度高的杀菌药，如复方磺胺甲噁唑、喹诺酮类、青霉素类、头孢类均可有效治疗。氨基糖苷类药物对肾脏有毒性反应，伴有肾功能不良者应慎用。

膀胱炎疗效的评定标准是什么？

症状是否减轻或消失不是判定疗效的依据，膀胱炎疗效的评定标准为：见效：治疗后复查细菌尿转阴。治愈：完成抗菌疗程，症状消失，复查细菌尿转阴，停药后1周和1月复查尿菌均为阴性，或此时虽有细菌尿，但菌株与上次不同，可认为原尿感已经治愈。失败：治疗后尿菌仍然为阳性，或治疗后尿菌阴性，但1周或1月复查尿菌转阳性，且为同一种菌株。

膀胱炎治疗前一定要先做细菌培养吗？

尿液细菌培养是膀胱炎确诊的检查手段，只有尿液细菌定量培养达到标准才能诊断，否则诊断不能成立。但是膀胱炎时需做什么样的检查，应当视患者具体情况而定。尿常规检查在临床上应用最广泛、最简便易行，但是它对膀胱炎没有确诊价值。当患者临床症状明显，结合尿常规，临床医生可初步进行诊断并先予以药物治疗，不一定要行尿液细菌定量培养检查。

初诊为急性膀胱炎如何治疗？

对于初次就诊的非复杂性急性膀胱炎，大多通过短程有效抗生素可以治愈。主要推荐两种疗法。一种是单剂量疗法：一次性服用较大剂量抗菌药物即完成疗程。如常用氧氟沙星0.6g克顿服或复方磺胺甲恶唑6片（共含有SMZ2.4g、TMP0.48g）顿服。这种疗法的缺点之一是容易复发。另一种疗法是三日疗法：即同一种药物常规剂量连续应用3天。如氧氟沙星0.2g每日3次连续3天，或复方磺胺甲恶唑每次2片，每日两次，连续3天。治疗结束后，应1周后复查尿常规、尿细菌定量培养，了解细菌尿情况，一般治愈率在90%以上，如仍有真性细菌尿，应继续给予2周抗生素治疗。治疗期间，嘱多饮水以冲洗尿路，避免烟酒及辛辣食物。孕妇、老年患者、糖尿病患者、免疫力低下及男性患者不适宜采用以上方法，应采用较长疗程。

尿路感染患者治疗后仍有排尿不适怎么办？

抗生素疗程完成后一周，复诊的患者应行尿常规检查和尿细菌定量培养，以了解目前的感染治疗效果。如果患者仍有明显的尿路刺激征，且尿常规检查发现白细胞和尿细菌定量培养为细菌尿，则考虑症状性肾盂肾炎，需要进一步应用两周的敏感抗生素。如果尿常规检查未发现白细胞且尿细菌定量培养为阴性，仅有排尿不适的症状，则考虑为非感染性尿道综合征。如果尿常规检查发现白细胞和尿细菌定量培养为阴性，则考虑感染性尿道综合征。上述不同诊断应予以相应治疗方案。

复诊患者没有尿路刺激症状就不需治疗吗？

抗生素疗程完成后1周，多数患者没有尿路刺激症状，认为已经治愈而不就诊复查是不可取的。如果复查应行尿常规检查和尿细菌定量培养。如果细菌尿已经消失，则考虑治愈，建议多饮水，1个月以后再次复查。如果仍有细菌尿，且细菌种类与前次感染相同，考虑尿感复发，需要进一步应用2周的敏感抗生素。

什么是再发性膀胱炎？

再发性膀胱炎包括复发和重新感染。复发是指在膀胱炎治疗后症状消失，尿菌转阴，但6周内再次出现细菌尿，且菌株与上次相同。而重新感染一般是治疗后症状消失，尿菌转阴，但6周后再次出现菌尿，且菌株与上次不同。一般来说，膀胱炎的再发多为重新感染。予药物短程治疗后，查尿常规检查和尿细菌定量培养，如果均为阳性，则重新感染可诊断。

妊娠期膀胱炎如何治疗？

妊娠期膀胱炎的治疗一方面要多饮水，使尿量每日维持在2000ml以上，还应在卧床时卧向健侧以减轻增大的子宫对患侧输尿管的压迫，使输尿管引流通畅。另外抗菌药物的选择是最主要的问题。既要有效，又要保证孕妇及胎儿的安全。尤其妊娠的最后3个月，要慎重使用抗菌药物。一般以阿莫西林和头孢类多用。尽量避免使用磺胺类、四环素、氯霉素和喹诺酮类药物。无症状性菌尿常发生于孕后第1个月，应根据药敏试验结果给予3~7天抗菌药物治疗。孕妇的急性膀胱炎治疗时间一般为3~7天。孕妇急性肾盂肾炎多发生于妊娠后期，应根据尿培养或血培养及药敏试验结果给予抗菌药物静脉输液治疗，疗程一般为2周。

男性膀胱炎如何治疗？

年轻男性的膀胱炎多与前列腺炎有关，应按照前列腺炎的诊断治疗指南进行规范诊治。老年男性的膀胱炎多与前列腺增生症有关，应当在治疗的同时积极治疗原发病，解除尿路梗阻的因素。对于非复杂性急性膀胱炎（无尿路梗阻、糖尿病等）可口服复方磺胺甲基异恶唑或喹诺酮类药物治疗，疗程需要7天；而对于复杂性急性膀胱炎患者可口服环丙沙星或左氧氟沙星，连续治疗7~14天。当然，还应完善影像学检查及相关检查，以排除肿瘤可能。

留置尿管的膀胱炎如何治疗？

尿路操作易把尿道口的细菌带入膀胱和上尿路，因此留置尿管后易发生持续性细菌尿，所以应尽量避免使用尿路器械。但是导尿常是诊治疾病不可缺少的手段，所以在必须使用时，要严格消毒器械及会阴部，在此之前，已经有细菌尿的患者，宜先控制感染。特别是以前曾有反复发作的尿路感染史，在操作前宜服用抗生素以预防感染。尿路操作48小时后，可行尿培养并做药敏试验，以观察是否发生膀胱炎，并予以相应治疗。在留置导尿管的开始3天之内，应给予抗菌药，可预防或延迟膀胱炎的发生，3天后再给抗菌药物则无预防作用。另外，尿管引流系统的密闭性可降低膀胱炎发生率。如已发生有症状的膀胱炎，推荐根据尿培养及药敏试验结果选用有效抗生素，症状较轻者可采用口服用药，一般用药5~7天；症状较重可选用静脉注射给药，一般用药10~14天。

无症状细菌尿如何治疗？

部分患者无尿路感染症状，但尿细菌定量培养为阳性，称为无症状性细菌尿，可以间歇地发生急性有症状的尿路感染。常见于妊娠妇女及老年女性。对于非妊娠期妇女和老年人，一般不需治疗。对于妊娠期妇女、学龄前儿童、曾出现过有症状的感染者、肾移植者和尿路梗阻及其他尿路有复杂情况的患者应给予治疗，根据药敏结果选择有效抗生素，主张短疗程用药，如治疗后复发，可选择长疗程低剂量抑菌疗法（每晚睡前排尿后服用小剂量抗生素一次，连用半年）。

腺性膀胱炎有特效药吗？

腺性膀胱炎患者往往由于膀胱慢性感染、梗阻、结石等慢性刺激引起，因此治疗上首先是要解除上述诱因，可以使用抗生素控制慢性膀胱感染，服用 α–受体阻滞剂（如哈乐、可多华等）等解除膀胱出口梗阻，对于小结石可服用排石药物，大的结石则尽早手术取出。那么在控制了上述诱因后是否可以服药治疗腺性膀胱炎呢？目前为止，临床尚没有治疗腺性膀胱炎的特效药。腺性膀胱炎的治疗主要是采用经尿道切除膀胱病变的组织，加上术后定期定量的膀胱内灌注化疗药。如果病变范围广泛、严重、症状明显而且病变散在膀胱各壁，膀胱周围炎症浸润明显，腺上皮增生活跃，高度怀疑已有癌变，可考虑采用开放手术治疗。

TUR是治疗腺性膀胱炎的标准吗？

在去除了膀胱慢性感染、梗阻、结石等慢性刺激后，切除膀胱内病变就成了腺性膀胱炎治疗的关键。目前对于腺性膀胱炎病变一般都采用经尿道切除法（TUR）。手术方法基本是在半身麻醉（硬膜外或腰麻）后，通过尿道将膀胱镜置入膀胱内，然后采用电切环或激光直视下切除病变区域，要求切除范围至少是病变周围2cm，深度达到黏膜下层，术后可给予药物灌注。但是单纯的切除并不能治愈腺性膀胱炎，术后还必须进一步随访治疗。对于病变范围广泛、严重、而且病变散在各壁，膀胱壁周围炎症浸润明显，腺上皮增生活跃，高度怀疑已有癌变者我们还是要根据情况选择膀胱部分切除或全膀胱切除术。

用电切切除好还是激光好？

对于经尿道切除病变手术，是选用电切、电汽化好呢，还是采用激光（铥激光、钬激光）好呢？其实这个选择也是因人而异的。电切和激光各有所长，电切一般价格便宜，且电切环有一定的角度，对于靠近膀胱颈口的病变的切除有一定的优势。然而，电切除也有其固有的缺点：首先，电流的刺激可以引发闭孔神经反射，容易导致膀胱穿孔甚至误伤膀胱周围脏器；其次，为避免电流损伤非手术区域，术中需采用不含电解质的冲洗液，容易出现循环负荷过重、肺水肿等风险；激光价格较贵，不是所有的医院都有激光设备，但是激光在切除或汽化时采用生理盐水作为灌注液，对于人体内环境影响小，患者能够经受较长时间的手术，激光对于膀胱顶壁、侧壁病变的切除有一定优势。在最终的治疗效果和术后复发情况方面，从目前文章报道来看，激光可有效提高手术安全性及患者手术耐受力，缩短手术时间，减少患者术后留院时间，但术后复发率方面尚未见报道显示有明显差别。因此手术选择电切还是激光主要看就诊医院的硬件条件和手术者对器械操作的熟练程度以及患者的经济能力。上海市第一人民医院泌尿科采用铥激光切除腺性膀胱炎病变，术中能做到基本不出血，就目前随访情况来看，治疗效果相当满意。

为什么术后需要膀胱灌注？如何灌注？

由于腺性膀胱炎具有恶变倾向，同时腺性膀胱炎很容易复发，因此在经过TUR手术切除了膀胱内的病变后，还需要定期行膀胱灌注治疗。其主要目的是预防其复发。

常用的灌注方法为：常规尿道外口消毒后，置入导尿管，然后将灌注药物经尿管注入膀胱内，然后拔出导尿管，将灌注药物留在膀胱内。患者在30分钟内最好能变换体位，让灌注药物充分接触膀胱各壁。在30~40分钟后将灌注药排出体外。然后大量饮水，增加排尿，排除膀胱内残余的灌注液。

哪些药可以用于灌注？

膀胱灌注的药物目前没有一个统一的标准，因此目前几乎所有能用于非肌层浸润性膀胱癌灌注的药物都可用于腺性膀胱炎，主要有以下几类：

（1）免疫抑制剂：可通过激发全身免疫反应和局部反应来预防病变复发，如卡介苗、干扰素等；

（2）化学性毒性药物：可直接破坏DNA，干扰DNA复制，主要作用于S期，对G_0期无作用，从而可抑制异常膀胱黏膜的非正常增生及不典型增生等。如丝裂霉素、表阿霉素、吡柔比星、羟基喜树碱等；

（3）其他，如高锰酸钾溶液、硼酸溶液、类固醇等。

理想灌注药物应该是全身吸收少，毒副作用低的药物。药物的剂量调整应该以尽量减少全身及局部毒性而不影响疗效为标准。如何在不影响疗效的前提下，尽量减少药物的用量以降低毒副作用的发生率是研究的重点之一。

一般多久灌注一次？

膀胱的灌注方案目前也没有统一的标准。有的医生提倡术后即刻灌注药物，有的则提出术后24小时内灌注1次，但也有的医生认为由于术后即刻或24小时内灌注，膀胱的创面尚未愈合，因此术后尿频、尿急、尿痛等膀胱刺激症状的表现特别明显，因此建议术后1周开始灌注。常用的灌注方案为：每周1次，共8次，然后每月1次共10次，灌注时间为1年。期间根据复查膀胱镜的结果适当增加或调整灌注次数。

为什么我在灌注后老是觉得尿频、尿急、尿痛？

由于膀胱灌注药物是有副作用的，灌注入膀胱后，在杀伤腺性细胞的同时对正常的膀胱黏膜也有损伤作用，同时对于未愈合的伤口更是有一定的杀伤力。因此在膀胱灌注后很容易形成黏膜损伤，容易产生膀胱炎症。因此就会出现尿频、尿急、尿痛等表现。这时必须立即抗感染治疗，多饮水。如果反复发作膀胱炎症则必须停止膀胱灌注，待炎症好转后再行灌注或者更换毒性小的灌注药物。在感染急性期一般禁止膀胱灌注。因此若灌注后出现上述症状，必须立即治疗，以免耽误病情。

腺性膀胱炎术后为什么要定期复查膀胱镜？

腺性膀胱炎容易复发，因此术后需要定期随访检查，尿常规初步了解膀胱内的炎症、出血情况，B超可以排除泌尿系统的其他疾病，但是想要早期发现复发的腺性膀胱炎必须行膀胱镜检查。一般建议每3~6个月检查1次，期间根据膀胱镜检查结果调整膀胱镜检查时间。通过膀胱镜的检查能够观察原膀胱病损术后的愈合情况，是否已经形成疤痕、还是有溃疡形成，同时对于膀胱内的可疑的病变可以再次取活检，明确诊断。因此术后定期复查膀胱镜是必须的、无法替代的。

腺性膀胱炎如果复发了怎么办？

腺性膀胱炎在解除了感染、结石、梗阻等诱因，又经过了经尿道腺性膀胱炎电切术，术后坚持定期按时膀胱灌注。即使是这样完全按照诊疗规范来，仍有可能复发。具体复发原因目前也不是很清楚。通过定期复查膀胱镜，能够尽早发现复发病变，然后继续按照"解除诱因–经尿道切除–术后膀胱灌注"这一治疗步骤来。

间质性膀胱炎有特效药吗？

目前，间质性膀胱炎没有特效药，各种药物治疗效果亦不理想。该病容易复发，临床上主要以控制症状为主。一般治疗包括以下几方面：

（1）患者教育是治疗的第一步：患者必须知道间质性膀胱炎并不是一直处于进展过程中，间质性膀胱炎通常在发病之后就会处于一种无痛的平台期。同时，我们也应当向患者指出并没有一种单一的治疗手段对所有患者都有效，在症状完全控制之前患者都将应用复合的治疗手段；

（2）改善生活习惯、体育锻炼、减压疗法以及温水盆浴都被认为有助于改善生活质量。许多患者对可能引起相关症状的食物已经开始避免使用。53%~63%的患者认为酸性食物会加重他们的症状或者引起症状的突然加剧，患者应避免食用含钾丰富的食物（如西红柿、巧克力等）。进食维生素和矿物质（VitA、B、E、C及胡萝卜素和钙、镁）等可改善间质性膀胱炎患者的症状，而心理介入也对女性患者有积极作用；

（3）物理治疗：膀胱水扩张术；

（4）药物治疗：分为口服药物治疗和灌注药物治疗；

（5）神经调节治疗：这项治疗最近才被认为是间质性膀胱炎的治疗手段，其中包括刺激单侧的骶神经（S3）。患者在应用了药物敷贴后排泄与骨盆疼痛症状明显获得改善；

（6）外科治疗：间质性膀胱炎患者选择外科治疗仅是一小部分（少于10%），主要是那些有难治症状或者对保守治疗无效的患者，成功率是相当有限的，外科治疗包括经尿道电切除或者激光切除溃疡处，尿流改道术等。

什么是膀胱水扩张术？

膀胱水扩张术是目前应用最广泛的治疗间质性膀胱炎的方法，主要是增加膀胱容量，减低排尿间期时间。具体操作同膀胱镜检查时水扩张术。

可明显缓解症状，尤其对于膀胱容量在150ml以上的患者效果更好。水扩容是膀胱扩张术的一种，可减轻疼痛，首次膀胱镜检后采用水扩容。其机制可能为新生上皮细胞取代无功能上皮细胞，或者是去神经以减少神经受损带来的疼痛。

治疗间质性膀胱炎的口服药物有哪些？

目前治疗间质性膀胱炎的口服药物种类繁多，但是缺少很有效的特效药。目前临床上常用药物有：

（1）戊聚酸钠：为葡萄糖胺聚糖，能促进上皮细胞的生长和恢复，被用作间质性膀胱炎治疗的一线药物和FDA认证的唯一的口服有效的药物，口服此药可以减轻疼痛，改善尿频的症状；

（2）抗组胺药：有克敏能、安泰乐、西咪替丁等，该类药物一般服用3周才显效。色甘酸钠（抗组胺）和孟鲁斯特（抗白三烯）膀胱内给药也有作用，抗组胺治疗适用于所有间质性膀胱炎患者，尤其是有过敏史和膀胱活检发现肥大细胞增加的患者；

（3）抗生素：长期预防性用药对一部分间质性膀胱炎患者有用，这部分患者要反复试验才能确定；

（4）三环类抗抑郁药和抗焦虑药：烦躁和焦虑是间质性膀胱炎的明显诱因，抗抑郁药和抗焦虑药对间质性膀胱炎症状的缓解有一定作用，是治疗间质性膀胱炎应用最广泛的方法之一。

什么是膀胱灌注治疗？常用的灌注药物有哪些？

膀胱灌注治疗往往和膀胱扩张术同时进行，目前没有统一的膀胱内灌注药物的指南。目前常用的灌注药物有：

（1）二甲基亚砜：二甲基亚砜膀胱内给药是FDA批准的第一个用于间质性膀胱炎的药物，它可以不破坏膜而渗透到膜内，增加药物吸收（类固醇），达到抗炎、局部止痛、促进胶原裂解、肌松、抑菌和舒张血管作用。用后24~48h口腔会有大蒜味；

（2）肝素：也是一种葡萄糖胺聚糖，皮下或者膀胱内给药。分子量较大，膀胱内给药组织吸收少，可以减少抗凝和骨质疏松的副作用，而其抗炎和抑制膀胱挛缩的作用则得以应用；

（3）卡介苗（BCG）：抑制T淋巴细胞的作用。膀胱内给药被证实有效；

（4）透明质酸：也可以促进葡萄糖胺聚糖层的恢复，它对三分之二的间质性膀胱炎患者有效，对间质性膀胱炎患者的疼痛和尿频有效，但减缓程度较轻。

间质性膀胱炎可以手术吗？效果如何？

对于上述所有保守治疗方法都失败后，也可以考虑进行手术治疗。一般来说手术的病例不会超过10%。目前，三角区上膀胱部分切除加肠道膀胱扩大术是治疗间质性膀胱炎较好的方法。病变膀胱被切除，同时残留的膀胱与移植的肠壁进行吻合，达到扩大膀胱的目的。当病变累及膀胱三角区甚至尿道，应当考虑尿道改流术。间质性膀胱炎虽损害健康，但不影响生命。目前各种式术后并发症较多，对患者的生活质量有一定的影响，甚至有严重并发症可能，因此，必须慎重选择。

预防保健篇

预防膀胱炎发生的措施有哪些？

多饮水、勤排尿、2~3小时排尿一次，这是最有效实用的方法。注意个人卫生，勤洗澡、勤换内衣、保持会阴部的清洁。如果尿感发作常与性生活有关，应在性交后立即排尿，并按常用量服一次抗菌药物，能起到较好的预防效果。糖尿病、慢性肾脏疾病、高血压等多种慢性疾病的患者全身抵抗力低，易发生尿路感染，因此，应对上述疾病给予积极治疗。

导尿管相关的膀胱炎如何预防？

首先严格掌握留置导尿管的适应证，避免不必要的留置导尿，并根据患者年龄、性别、尿道等情况选择合适大小、材质等的导尿管，最大限度降低对尿道的损伤。其次严格遵循无菌操作的技术原则留置导尿管，动作要轻柔，避免损伤尿道黏膜。对于长期留置导尿管患者，不宜频繁更换导尿管，但当出现膀胱炎时，应当及时更换导尿管，并留取尿液进行微生物病原学检测。

如何预防妊娠期膀胱炎？

首先应注意外阴卫生，睡前、便后用温水清洗下身。此外应节制性生活：频繁或不洁的性生活会导致膀胱炎。房事前男女双方都应先洗澡，或者用温水清洗下身。房事后女方应排空膀胱，可起到冲洗尿道，减少感染的作用。不应养成憋尿的习惯，过度憋尿会造成尿液浓缩而刺激膀胱黏膜，导致发病。怀孕中晚期，增大的子宫在仰卧位时压迫双侧输尿管，使尿液停留而易于感染。睡眠时取侧卧位可解除子宫对输尿管的压迫，不仅利于尿液通畅、预防尿路感染，而且对增加胎儿血液供应量也有益。孕妇要定期去医院进行尿常规检查，即使未出现膀胱炎症状，也应配合医生每半月最多一月检查一次，以便及时发现尿液改变。妊娠期出现膀胱炎一定要去医院诊治，切勿拖延以待自愈。平时要注意劳逸结合，过度劳累或病后休息不好会导致膀胱炎复发和转变为慢性尿路感染。

反复膀胱炎怎么预防？

在临床上经常可以见到好多患者就诊时说经常反复尿频、尿急、尿痛，开始时一吃消炎药物就好，好了就停药，开始的时候没有当回事，可是后来反复发作越来越频繁，消炎药越吃越多，症状越难以消除。如果出现了反复发作、日久困扰该怎么防治呢？

（1）应用抗生素治疗必须在专科医生指导下进行；

（2）抗生素治疗见效后不宜马上停药，而是应继续服用3~7天，总疗程10~14天；

（3）若为急性肾盂肾炎则应连续服用4~6周，而且每周最好更换一种有效抗生素；

（4）复发性尿路感染不应反复使用同一类抗生素进行治疗，否则机体易产生耐药而影响疗效；

（5）对于初步治疗效果不佳者，应尽早查找原因，作中段尿培养和细菌敏感试验；

（6）改变一下个人日常生活的习惯，就可能防止尿路感染的发生：最好每天喝上2000ml的水，这样有助于将细菌从尿路中冲洗出去。多饮用一些含维生素C的饮料，它们可增加尿的酸度，造成一个细菌难于生长和繁殖的环境。不要憋尿，一有尿意就要排尿。

如何早期发现腺性膀胱炎？

当患者出现反复的尿频、尿急、尿痛，经抗感染治疗后症状缓解不明显，或者好转后不久又多次复发，多次复查尿常规提示有红细胞，B超等检查也排除了肾脏、输尿管的疾病，此时需要考虑有腺性膀胱炎的可能，建议行膀胱镜检查，及时对膀胱内的可疑病变取活检，根据病理结果早期诊断，早期治疗。

有好的方法预防腺性膀胱炎的发生吗？

腺性膀胱炎由于目前病因尚不明确，因此缺乏非常有效的预防方法。目前认为平时多饮水，及时治疗尿路感染、膀胱出口梗阻、结石等疾病能在一定程度上减少腺性膀胱炎的发病率。对于术后预防腺性膀胱炎复发，则主要依靠膀胱灌注和定期复查膀胱镜。

腺性膀胱炎饮食上有什么需要注意的么？

膀胱炎主要是由于感染引起的，但是平常的生活习惯也是形成膀胱炎的一个因素，而且是非常重要的，比如说：长期使用铝制烹饪锅，成瘾性食用咖啡、碳酸饮料、巧克力、酒等对膀胱有害的食物均可导致膀胱炎。腺性膀胱炎的饮食注意：在服药治疗膀胱炎的期间严禁酒、辣椒、鸡、鱼、牛肉、虾、海鲜、咸菜。如果患者饮食控制不好会延长治疗时间。

如何预防腺性膀胱炎反复复发？

腺性膀胱炎容易复发，因此要定期随访检查。尿常规初步了解膀胱内的炎症、出血情况，B超可以排除泌尿系统的其他疾病，但是要想早期发现复发性腺性膀胱炎必须进行膀胱镜检查。一般建议3~6个月检查1次，期间根据膀胱镜检查结果调整膀胱镜检查时间。通过膀胱镜的检查能够观察原膀胱疾病术后的愈合情况。因此，术后定期检查膀胱镜是必要的。

间质性膀胱炎患者饮食应注意什么？

合理的饮食控制有助于控制症状和减少发作，间质性膀胱炎患者应尽量不吃腌制品、白酒、辣椒、酸性及刺激性太强的食物饮品。水果类如菠萝、樱桃、酸苹果等，蔬菜类如西红柿、洋葱、生姜等，奶制品类如奶酪、酸奶、咖啡奶等应减少食用。应当多饮水，每日2000~3000ml左右、多食用高纤维、高维生素、营养丰富、刺激性小的饮食，结合个体饮食习惯多与医生沟通。

间质性膀胱炎应注意哪些精神问题？

紧张情绪和抑郁情绪均可诱发和加重症状，患者首先要树立信心，以一个乐观积极的心态去面对疾病。应该学会放松的一些小技巧比如自我催眠、听音乐、看书等。可选择自己喜欢的休闲方式保持心情舒畅。患者家属应该积极配合，给患者以鼓励和支持，使其感受到关心和爱护。

间质性膀胱炎可以参加体育锻炼吗？

适当的体育锻炼可以缓解精神压力，在相对轻松的环境中转移患者注意力，减轻和消除不适的感觉。鼓励间质性膀胱炎患者经常进行有氧体育活动，结合自身情况和爱好如慢跑、游泳、户外行、瑜伽等。群体性活动不仅可以通过锻炼增强体质，还可以在与他人沟通中愉悦心情，放松自我。对于高消耗、活动量大的运动则应谨慎参加。

预防间质性膀胱炎需要口服药物吗？

间质性膀胱炎的预防主要是多饮水、及时排尿、注意会阴部卫生、心情调节等，无需口服特殊药物预防，目前也没有可预防间质性膀胱炎的特效药，注意保持良好的生活习惯和心态更为重要。

膀 胱 结 石

- ◆ 什么是膀胱结石？主要分为几种类型？
- ◆ 我国膀胱结石的发病率如何，是否存在农村城市差别？
- ◆ 儿童哪种类型的膀胱结石发病率较高？
- ◆ 膀胱结石发病率在男女之间有差异吗？
- ◆ 膀胱结石是从哪里来的？
- ◆ ......

常识篇

什么是膀胱结石？主要分为几种类型？

我们习惯上把在膀胱内发现的固体矿物质统称为膀胱结石，它的发生通常是排尿功能异常或膀胱异物等病理情况下的一种表现。由于其成因复杂多样，这使得发现结石时的大小、形状、数量和成分不尽相同。根据其是否最初在膀胱内形成，膀胱结石可分为原发性和继发性两个大的类型。前者可因地理因素、营养代谢因素、解剖因素等在膀胱内形成，后逐渐增大而引起一系列临床症状。营养不良被认为是其形成的主要原因。后者主要指来源于上尿路或继发于下尿路梗阻（如男性的前列腺增生）、感染、膀胱异物或神经源性膀胱等因素而形成的膀胱结石。随着生活水平和生活方式的改变，原发性膀胱结石发病率有所降低，继发性膀胱结石所占的比重有所增加。

我国膀胱结石的发病率如何，是否存在农村城市差别？

膀胱结石作为泌尿系结石的一部分，是泌尿外科的常见病和多发病。近年来，随着我国人民生活水平的不断提高，我国泌尿系结石整体的发病率有增加趋势，成为世界3大高发结石区之一。然而膀胱结石在泌尿系结石中所占的比例却呈现明显的下降趋势，报道显示膀胱结石与上尿路结石的比例由1960年的1.33∶1降至1980年的1∶7.5。这与人民大众的生活水平、生活习惯、男女社会劳动分工及婴幼儿喂养方式等有着密切的关系。

膀胱结石的发病与其他很多疾病一样，存在地域以及农村与城市之间的差异。营养不良、单一结构饮食及低钙饮食，缺乏动物蛋白的摄取等饮食往往是造成小儿原发性膀胱结石的主要原因，而农村城市间生活水平、生活习惯以及婴幼儿喂养方式的不同是造成原发性膀胱结石发病差异的主要原因。流行病学资料已证实，只要改善孕妇、产妇的营养，使新生儿/儿童摄入足够的母乳或用牛乳和液体，小儿膀胱结石是可以防止的。随着我国人民生活水平的不断提高，现在原发性膀胱结石除了发生在一些边远山区的婴幼儿外，已不多见。

相对于原发性膀胱结石而言，由于继发性膀胱结石的发生多与下尿路梗阻有关，而下尿路梗阻如尿道狭窄、先天畸形、前列腺增生、膀胱颈部梗阻、膀胱膨出、憩室、肿瘤等与男女先天的生理结构存在密切联系，这使得继发性膀胱结石的发生在农村城市之间并无显著差别，而在性别上存在较大差异。据统计对于膀胱结石，男女的发生比例约为9∶1。

儿童哪种类型的膀胱结石发病率较高？

儿童的膀胱结石发病率较高与营养不良、动物蛋白摄取不足、生活方式和婴幼儿喂养的方式不同有关。最典型的例子是在泰国的乌汶府和中国广西融水山区，新生儿在出生后数日，即以黏稠的糯米糊喂养婴儿，这种喂养法可使尿量减少、尿液浓缩，尿中草酸及尿酸含量增高，而磷酸盐和枸橼酸含量却减少，而且这种喂养法还可造成长期缺少婴儿生长所需蛋白质而出现营养不良性酸中毒，尿呈强酸性使尿酸盐沉淀易于形成结石。流行病学资料已证实，只有改善孕妇、产妇的营养，改变婴幼儿的喂养方式，使新生儿有足够的母乳（应特别强调母乳喂养）或用牛乳喂养，才能有效地预防小儿膀胱结石。

膀胱结石发病率在男女之间有差异吗?

膀胱结石的发病存在性别差异。男性的发病率明显高于女性。就全部的尿路结石而言,发病率男与女的比例约为2∶1,但膀胱结石绝大部分是发生在男性,男女比例高达9∶1。这与男女存在解剖学差异有关,因为男性的尿道较长,又有前列腺的问题,容易造成膀胱出口堵塞而致尿流不顺,形成下尿路梗阻,带来一系列的问题。

膀胱结石是从哪里来的?

前面我们提到过膀胱结石通常是排尿功能发生改变或膀胱内有异物等病理情况下的一种表现。那么膀胱结石究竟是从哪儿来的呢,排尿功能的异常改变或膀胱内异物又是如何导致膀胱结石的发生呢?

我们知道,尿液或小便主要是由水、无机盐、尿素和尿酸构成,它的生成是个连续不断的过程。膀胱作为储存尿液的容器,在尿量达到一定程度(350~400ml)时就会经过牵涉诸如解剖、生理和生化的复杂过程而把尿液排出。正常情况下排出尿液后我们的膀胱内是没有残余尿的。而在一些异常情况下,如前列腺增生肥大、尿道狭窄、神经源性膀胱、膀胱内异物、长期留置导尿管或身体缺水等,就会使得尿液在膀胱腔内残留。一方面残余的尿液容易发生尿路感染,感染的尿液容易刺激膀胱,形成膀胱结石;另一方面使得尿液中的溶质成分如无机盐中的钙和镁等析出形成结晶,结晶黏附相互作用从而导致膀胱结石的形成。

还有一部分膀胱结石与上尿路结石密切相关。例如很多小的肾和输尿管结石以及在过饱和状态下形成的尿盐沉淀可随着输尿管蠕动排入膀胱,自然排入膀胱内的结石大多可以随尿液排出。若由于下尿路梗阻未能及时排出,可使小结石和尿盐结晶沉积于膀胱而形成结石。

膀胱结石有哪些常见的成分？

一般而言，膀胱结石可分为感染性结石和非感染性结石，受尿液pH值及饱和度的影响，且与地区有关。感染性结石以磷酸钙、磷酸镁铵和磷酸磷灰石为主，非感染性结石则以尿酸、尿酸盐和草酸钙为主。尿酸结石成分为尿酸、尿酸胺和少量的草酸钙；胱氨酸结石可分为纯胱氨酸结石和含有少量草酸钙成分的结石。但由于尿液pH值的不稳定，导致膀胱结石可由不同的尿盐结晶分层而成，因此膀胱结石往往是多种成分组成的。

膀胱结石易继发于哪些疾病？

膀胱结石的发生发展与膀胱不能正常排空尿液，致使残余尿液形成结晶有关。那么能造成膀胱不能排空的因素均可继发形成膀胱结石。临床上最常见到的情况有前列腺增生和排尿相关的神经受损（如神经源性膀胱）。前列腺增生肥大能减慢或阻碍尿液的流出，导致膀胱内的尿液不能排空，而这多见于老年男性。正常的排尿是大脑通过神经携带的信号传递到膀胱和尿道括约肌群，使得膀胱肌肉有效的收缩和舒张。如果这个过程中的神经受到损伤，如中风、脊髓损伤或其他问题的出现，就会导致膀胱不能正常排空。

其他容易形成膀胱结石的疾病还包括诸如尿道狭窄、感染、泌尿系统先天畸形、膀胱憩室、膀胱重建手术后、长期卧床的慢性疾病患者、膀胱异物包括长期从肾脏引流至膀胱的导管、手术后缝线残留和膀胱悬吊物等。

膀胱结石与上尿路结石的关系？

泌尿系统作为管道型系统，膀胱与上尿路的肾和输尿管是相通的，因此膀胱结石与上尿路结石间有着密切的联系。一方面膀胱是肾结石和输尿管结石向下排出的必经通道，因此部分肾结石和输尿管结石会自然下降或人为干预碎石后残石排入膀胱成为膀胱结石，上尿路结石是膀胱结石的一个重要来源；另一方面膀胱结石，尤其是大的膀胱结石，长期梗阻后可因反压力作用，引起上尿路的梗阻性病变，导致肾脏损伤，并可继发感染引起肾盂肾炎和输尿管炎，是导致上尿路结石的重要诱因。

什么是异物性膀胱结石？

膀胱内异物可以有多种原因导致，而且异物种类繁多，进入膀胱的途径及方式多种多样。把异物经尿道自行或被其他人放入膀胱是膀胱异物最多见的类型，临床有案例报道从尿道外口插入的异物有电线、塑料丝、圆珠笔芯、发夹等。有些膀胱异物是由于手术或器械检查时将异物引入或遗留于膀胱内造成的，例如膀胱镜检等腔内检查或手术时，由于器械质量或操作等原因使器械折断并残留于膀胱内。腔内手术放置双"J"管或因排尿异常需要长期留置的导尿管等。另外还有些膀胱异物可由膀胱开放性损伤或与其他组织器官相通而由外迁移至膀胱内。

当异物进入膀胱内而又因其他因素没有及时排出，一方面会引起程度不同的尿路梗阻或尿流中断，直接造成膀胱和尿道的机械性刺激和损伤，尿道及其周围组织感染。另一方面尿液中的无机盐等成分就会不断沉积于这些异物表面形成结石核心，后相互黏附作用，最终导致异物性膀胱结石的形成。该类结石可见于各个年龄阶段，在结石取出后多可以在结石内发现具体导致结石形成的异物。

膀胱结石与感染存在怎样的关系？

引起膀胱结石的原因是很多的，而感染尤其是继发于下尿路梗阻或膀胱异物的感染，是膀胱结石形成的常见原因。文献报道当膀胱内或尿路被细菌感染后，如分解尿素的细菌感染，会使尿pH值升高，促使尿铵、磷酸钙和镁盐的沉淀而形成膀胱结石。其蛋白成分以天门冬氨酸、丙氨酸、亮氨酸、谷氨酸、甘氨酸及缬氨酸含量较多。另外，因膀胱结石所造成的尿液梗阻反过来又会为致病菌提供良好的繁殖生长环境，所以大部分膀胱结石的患者都会伴有不同程度的尿路感染。感染较轻时可无不适感觉或轻微的尿路刺激症状如尿频尿急尿痛等，感染较重时可出现反复的尿路感染或脓毒血症等从而危及人的生命。

什么是寄生虫性膀胱结石？

特指在埃及血吸虫流行区发生的血吸虫病伴发的膀胱结石，其核心为埃及血吸虫的虫卵，是一类特殊类型的异物性结石。寄生虫尤其是埃及血吸虫，其虫卵可成为膀胱结石形成的核心，另有研究发现埃及血吸虫可分泌多种酸性物质，影响钙盐的吸收，从而导致结石的形成。

膀胱结石常见多发还是单发，有无固定形状？

膀胱结石多为单发，但25%~30%为多发。多发结石一般2~3个，但多则可达数十、上百个，多发结石常呈多面体。结石的大小有着明显的差异，小者如泥沙样，大者能重达千克以上，文献报道的最大的膀胱结石重达1816g，大小48cm×40cm，分析其成分主要为磷酸钙。由于膀胱结石的形状受结石的成分和形成膀胱结石的环境相关，结石可呈现出不同的形状，最多见的为卵圆形，常略扁。其他形状有圆形、多角形、马蹄形和珊瑚形等。

膀胱结石患者容易发生哪些病理变化，常见的危害有哪些？

一般而言，膀胱结石存在于膀胱内会对膀胱黏膜产生机械性刺激，从而造成膀胱黏膜发生慢性炎症的病理改变。膀胱黏膜最早期的改变表现为局部黏膜血管增多，继而黏膜充血水肿。当伴有继发感染时，充血更明显，且可出现大泡状水肿、出血（即肉眼血尿）和溃疡。在膀胱底部和结石表面，黏附有脓苔。膀胱结石长期造成的下尿路梗阻后可因反压力作用，导致上尿路发生梗阻性病变，使肾功能受损，并可因继发感染而致肾盂肾炎及输尿管炎。长期感染者可发生膀胱周围炎，会使膀胱与盆部组织发生粘连，严重者甚至会发生穿孔。

膀胱结石如表面光滑且无感染者，能在膀胱内存在相当长时间而患者不会有明显的症状，也不至造成膀胱明显的病理改变。如果膀胱黏膜长期受到结石的机械性刺激可引起上述的病理变化。而膀胱黏膜的长期炎症反应，可诱使膀胱黏膜发生癌变。癌变多为鳞癌，也有文献报道过膀胱巨大结石诱发的膀胱黏液性腺癌。

综上，膀胱结石的危害主要体现在以下几个方面：

（1）使膀胱黏膜充血、溃疡和出血；

（2）嵌入膀胱出口造成输尿管扩张、肾积水，影响肾功能；

（3）使膀胱黏膜发生癌变；

（4）形成尿瘘。

为什么妇科手术患者易发生膀胱结石？

根据文献报道，约2%的膀胱结石发生于女性。而这与妇科手术有一定关系，如子宫切除术后缝线残留、膀胱悬吊物、Lippes带由子宫内穿至膀胱等，均可成为结石核心而形成膀胱结石。Nieder等报道过子宫全切后阴道脱垂合并多发膀胱结石，考虑这与造成下尿路梗阻有关。

膀胱结石会导致癌症吗？导致的肿瘤类型有哪些？

由于膀胱结石的长期机械刺激以及膀胱结石合并引起的膀胱炎症，会导致膀胱发生癌变，但几率相对较低。结石长期慢性刺激，可使膀胱壁发生癌变，一般多为鳞癌。埃及血吸虫患者的膀胱鳞癌发病率较高，约占到膀胱恶性肿瘤的1%。另曾有文献报道过2例膀胱巨大结石诱发的膀胱黏液性腺癌。

病因篇

膀胱结石的发病是否存在遗传因素？

流行病学调查研究显示，膀胱结石的发病与遗传并无直接关系。但是某些与遗传因素相关的泌尿系统疾病和代谢性疾病，如泌尿系统的先天性畸形、胱氨酸尿症、L-甘油酸尿症等等，可以诱发膀胱结石发生。

营养因素对膀胱结石的影响有多大？

流行病学调查的结果已经证实，营养因素是膀胱结石，尤其是小儿膀胱结石发病的主要病因。首要因素是营养不良、动物蛋白摄取不足，其次是生活饮食方式和婴幼儿喂养的方式不同。近年来，随着我国人民生活水平的不断提高，母乳喂养的增加，动物蛋白摄取的增多，婴幼儿饮食营养结构趋于合理，膀胱结石的发病率已有明显减少趋势。

糯米糊喂养为什么会导致膀胱结石的发生？

病因学结果显示，婴幼儿采用糯米糊喂养，可使婴幼儿的尿量减少，尿液浓缩，尿中草酸及尿酸含量增高，而磷酸盐及枸橼酸含量却减少；同时这种喂养法还可造成长期缺少婴儿生长所需蛋白质而出现营养不良性酸中毒，尿呈强酸性易于尿酸盐沉淀而容易形成结石。

膀胱结石缘何偏爱老年人？

据临床统计，就全部的尿路结石而言，男与女的比例约为2：1，但就膀胱结石而言，则绝大部分发生在男性，男女比例约9：1，因为男性的尿道较长，又有前列腺增生的问题，容易造成膀胱出口堵塞而致尿流不顺；而老年妇女往往有膀胱颈部的突出，或膀胱开口处狭窄致排尿困难造成尿淤积诱发感染，容易形成晶体沉积而发生结石。因此膀胱结石偏爱老年人的原因是多种老年性疾病容易引起下尿路梗阻及继发尿路感染造成的。

肠道膀胱扩大术后导致膀胱结石的原因是什么？

肠道膀胱扩大术后导致膀胱结石的原因主要是肠道分泌的黏液所致。钙离子对黏蛋白具有较高的亲和力，其结合位点位于黏蛋白分子三级结构周围部的唾液酸残基，该位点常为负电荷。这种负电荷结构相互排斥，从而维持黏蛋白的正常结构。钙离子结合于这些位点后会使黏蛋白包裹成团，并从其内部丧失水分，因而变的更加紧密而不可溶，逐步形成膀胱结石。

膀胱外翻-尿道上裂引起膀胱结石的原因是什么？

文献资料显示，在美国膀胱外翻较正常人群结石发生率高160倍。据Silver等的报道，在膀胱外翻-尿道上裂者中，14.5%有结石，其中绝大多数发生于膀胱。膀胱尿道重建前因为有解剖、组织学及功能方面的异常，易形成结石。但在重建术后又加上尿感染、手术引流管、尿滞留，以及膀胱扩大术后更加重其结石形成的危险性。

感染导致膀胱结石的原因有哪些？

流行病学资料显示，继发于下尿路梗阻或膀胱异物的感染，尤其是分解尿素的细菌感染，可使尿液pH值升高，促使铵、尿磷酸钙和镁盐的沉淀而形成膀胱结石。文献报道膀胱结石的形成均与感染有关。其蛋白成分以天门冬氨酸、丙氨酸、亮氨酸、谷氨酸、甘氨酸及缬氨酸含量较多。Williams等曾报道过1例含角质成分的膀胱软结石病例。

哪些代谢性疾病可以导致膀胱结石？

常见的可以导致结石的代谢性疾病有高草酸尿症、痛风、半乳糖血症、胱氨酸尿症、Wilson病、Fanconi综合征、甲状旁腺功能亢进症、L-甘油酸尿症、黄嘌呤尿症等。

症状篇

膀胱结石会引起哪些症状？是否所有的膀胱结石都有临床症状？

大多数膀胱结石的发生发展过程常伴随着临床症状的出现。主要表现为类似于尿路感染时的尿路刺激症状，如尿频、尿急和终末性排尿疼痛，尿流突然中断伴剧烈疼痛且放射至会阴部或阴茎头，改变体位后又能继续排尿或重复出现尿流中断。例如常见于儿童的原发性膀胱结石，我们发现患者排尿时啼哭不止，喜欢用手牵拉阴茎，在不能排尿时通常需要改变体位或晃动身体，才能继续排尿，此时会突然发生剧痛。当结石损伤膀胱黏膜时还有肉眼终末血尿的发生，合并感染时会出现脓尿等情况。

然而，在临床上较为常见的膀胱结石患者多是发生在下尿路梗阻，尤其是前列腺增生/肥大的患者。这类患者身上有膀胱结石而往往因为临床症状不明显或耐受力强而不自知。当结石刺激黏膜时同样可引起尿频、尿急、尿痛及下腹部和会阴区的钝痛，亦可为明显或剧烈疼痛，常因活动和剧烈运动而诱发或加剧。当症状发生时患者常欲卧位以求缓解疼痛。结石嵌于膀胱颈口，则出现明显排尿困难，排尿时常呈滴沥状，亦可发生尿流中断或急性尿潴留。老年患者因排尿困难或用力排尿时，可使尿粪同时排出，甚至可引起直肠脱垂或疝。膀胱结石合并感染时，出现膀胱刺激症状、血尿和脓尿等。若膀胱结石未及时处理，长期的慢性刺激可造成慢性贫血的发生。临床还报道过膀胱内大结石造成双肾重度积水、双肾萎缩和肾功能不全的案例。

当然，有些膀胱结石不会引起任何临床症状，多在意外体检时发现。因此对于特殊人群，如前列腺增生症、神经源性膀胱或先天泌尿系统畸形的患者，定期复查泌尿系B超对于预防和治疗这类膀胱结石有重要作用。

膀胱结石最典型的症状是什么？常见的体位性症状指什么？哪些情况下易诱发膀胱结石症状？

典型的膀胱结石症状是患者在排尿时尿流突然中断和阴茎头部剧痛。这是由于结石突然嵌顿在尿道内口引起膀胱括约肌的痉挛所致。这时患者不能排尿，异常痛苦，尤其是儿童，会用手拽拉阴茎，双脚直跳，哭叫不止，大汗淋漓，老年患者有时可伴有直肠脱出。

患者为避免排尿时发生剧烈疼痛，常呈特殊排尿体位，即站立排尿时双膝前屈，躯干部后仰约30度，排尿时小心翼翼，如有尿线变细或中断，再适当变动体位使结石移动后再行排尿。

当患者变换体位而使结石移动时，结石可堵塞膀胱颈口，从而导致排尿突然中断，结石的移动又可使排尿的剧痛得以缓解。

膀胱结石患者容易出现哪些并发症？膀胱结石为什么会导致直肠脱垂或疝？

膀胱结石患者容易并发泌尿系感染、膀胱憩室、膀胱纤维化、不稳定性膀胱、肾功能损伤、癌变等。极少数患者可因结石阻塞双侧输尿管，合并感染和脱水。从而导致急性肾衰竭的发生，在去除病因和治疗感染后肾功能可有所恢复。

膀胱结石的长期刺激，导致老年人下尿路梗阻和不稳定性膀胱，会使患者排尿阻力增加，排尿时患者为克服排尿困难而增加腹压，加上老年患者腹壁组织松弛，从而会诱发直肠脱垂或疝。

异物性膀胱结石有哪些特点？

异物性膀胱结石在临床上比较少见，常因患者好奇、手淫、精神紊乱等所致，医源性异物膀胱结石患者一般都有明确的手术史、外伤史，异物可有导尿管气囊碎片、节育器等，种类繁多。虽然异物性膀胱结石患者的症状和体征比较典型，但由于患者就诊时心理因素等影响而刻意隐瞒病情，从而延误治疗时机。因而在询问相关病史后的详细查体和辅助检查尤为重要。异物性膀胱结石多围绕异物为核心生长，形成的膀胱结石多不规则。因此当有上诉既往史发生后出现尿频、尿急、尿痛、血尿、下腹疼痛等不适症状时，应及时检查，防止膀胱结石的发生。

膀胱结石X线下有哪些表现？为什么有些膀胱结石在X线下看不见？

一般而言，95%以上的膀胱结石能在平片中发现。应作正侧位摄片，以除外腹内其他钙化阴影如盆腔淋巴结钙化、静脉石等。在X线下可以观察到膀胱结石的数目、大小、形状等。某些膀胱结石过小或钙化程度不高，相对纯的尿酸结石及基质结石X线下可不显示。

诊断与鉴别诊断篇

膀胱结石的成分有哪些？

在膀胱结石的常识篇里我们提到过膀胱结石的组成多是由尿液中溶质结晶凝结形成的。临床上我们根据专门的结石分析仪器发现膀胱结石的成分主要包括有：一水草酸钙，二水草酸钙，磷酸钙，磷酸镁，磷酸铵，磷酸镁铵（又称为尿粪石），磷灰石，尿酸盐，胱氨酸，黄嘌呤等。还有些膀胱结石成分内含有诸如靛蓝、尿脂或磺胺等成分，但这类结石非常少。另外异物性膀胱结石的成分还包括有形成膀胱结石核心的具体异物等。

膀胱结石的诊断依靠哪些方法？

对于膀胱结石的诊断，可根据既往病史、体格检查如膀胱触诊和直肠指检等作出初步判断。影像学检查包括X线检查、盆腔CT、B超等。若诊断不明确可行膀胱镜检查。虽然不少病例可根据典型症状，如疼痛的特征，排尿时突然尿流中断和终末血尿，可做出初步诊断，但这些症状绝非膀胱结石所独有。体检时，结石较大者，男性经直肠和下腹部、女性经阴道和下腹部的双合诊，可直接摸到结石。在进行B超、X线和膀胱镜检查时，经尿道插一金属探条至膀胱，可探出金属撞击结石的特殊感觉和声响。此法简便有效，但对小儿不便应用，而且阴性结果不能完全除外膀胱结石的可能。实验室检查往往会发现尿中有红细胞或脓细胞的存在。

膀胱结石有哪些特殊体格检查？哪些症状可以直接诊断膀胱结石？

膀胱结石特殊的体格检查可经直肠或阴道和下腹部进行双合诊，较大的结石可以直接摸到结石。有时经尿道插一金属探条至膀胱，可探出金属撞击结石的特殊感觉和声响。此法简便有效，但对小儿不便应用。

膀胱结石患者有典型的症状进行初步诊断，即患者在排尿时尿流突然中断和阴茎头部剧痛。此时患者不能排尿，异常痛苦，尤其是儿童，用手拽拉阴茎，双脚直跳，哭叫不止，大汗淋漓，有时可伴有直肠脱出。同时患者主诉会采用特殊的体位进行排尿。

膀胱结石的实验室检查有哪些变化？

膀胱结石患者往往会合并泌尿系感染，实验室检查往往会发现尿中有红细胞或脓细胞的存在。对尿液可进行结石成分的分析，有助于确定结石的组成，对诊断有一定的指导意义。

造影剂对膀胱结石X线检查是否有帮助？

对患者进行排泄性尿路造影或逆行造影，可显示结石所致的膀胱结构和功能改变，观察有无引起结石的局部因素。透X线的尿酸结石可表现为充盈缺损，这对治疗方法的选择有所帮助。

膀胱结石最可靠的检查是什么？膀胱结石患者进行膀胱镜检查有哪些注意事项？

膀胱结石最可靠的诊断检查是膀胱镜检查，不论结石是否透X线，均可一查便知。该检查可以直视下观察膀胱结石的情况，还可以发现有无其他病变，如前列腺增生症、膀胱憩室、炎症改变及癌变等，可以观察膀胱三角区和输尿管口的情形，排除有无解剖学的诱发因素，并可进行相应的治疗处理。

膀胱结石是进行膀胱镜检查的适应证，但在进行膀胱镜检查时应注意患者是否合并下尿路感染，有无尿道狭窄等情况的存在。在进行膀胱镜检查前，应充分评估这些情况的存在以作出正确的决定。

治疗篇

膀胱结石的治疗应该遵循的原则是什么？

膀胱结石的治疗必须遵循两个原则，一是去除结石，二是纠正形成结石的病因。对有些病因可在取石时一起进行处理，如前列腺增生症、膀胱异物和憩室。有时病因则需另行处理，如尿道狭窄。有些因素应在治疗后继续处理，如感染、代谢紊乱和营养失调等。

膀胱结石治疗可采用哪些方法？膀胱结石手术治疗有几种途径？

膀胱结石的治疗包括等待观察、体外冲击波碎石、手术治疗、中医中药治疗及食饵疗法等。对于小的膀胱结石往往可自行排出，中医中药可进行溶石治疗，预防结石的发生。食饵疗法对某些成分的结石有一定效果，尿酸结石应用低嘌呤食物，限制肉类，尤应避免吃肝、肾、脑等脏器。胱氨酸结石也应限制肉食，避免蛋类、鱼类和乳类食品。高钙尿应避免奶类及含奶的制品。体外冲击波碎石和手术取石术是最常用最有效的治疗方法。

临床上手术治疗膀胱结石的途径：

（1）经尿道插入各种碎石器将结石钳碎、击碎、爆碎或者激光粉碎后将碎片冲洗出来；

（2）耻骨上经膀胱切开取石。

经尿道途径可以采用哪些手段治疗膀胱结石？

临床经尿道途径可以采用的手段包括：

（1）经尿道气压弹道碎石，此法是临床上较常用的术式；

（2）液电结合碎石，1950年Jutkind发明了一种液电设备，使膀胱液电震波碎石成为可能。将碎石探头经膀胱镜放入膀胱，在直视下进行操作。结石表面越粗糙越容易被击碎，而光滑的结石表面因液压波会发生反射，而影响其碎石效率；

（3）微爆法，文献报道曾有人用过此法，有着比较好的碎石效率，但随着更为安全有效的碎石方法的出现，此法已少有人用；

（4）经尿道机械碎石，包括直视下碎石术和盲目性碎石术。直视下膀胱结石碎石术是在直视下用特制的碎石钳将结石抓住并用机械力将结石钳碎；另外还可以用盲目性机械碎石术，患者术前须经X线和膀胱镜查知结石大小和前列腺突入膀胱情况（前列腺后隐窝过深者，很难抓住结石）。膀胱镜拔出前向膀胱灌注200ml液体。以闭合状的碎石器探触膀胱底部及结石，患者头低脚高位有助于操作。将钳背向下，贴在膀胱后壁，张开双爪使宽度能容纳结石，不断轻轻振动碎石钳，使结石自然滑入两爪之中，夹牢后钳碎之，并将碎石片冲洗排出；

（5）超声碎石，其基本原理和设备与上尿路结石超声碎石相同，只是膀胱结石的碎石探头及传感器是经尿道插入，并在膀胱镜直视下碎石。其能量虽不直接损害膀胱壁，但探头不可直接接触膀胱壁，以减少其淤血和水肿。碎石结束后必须检查膀胱有无残余结石碎片，尤其小梁间和憩室中的结石碎片，以免术后复发。术后留置导尿管24小时；

（6）经尿道钬激光碎石，Ho：YAG激光器（钬激光器）是目前泌尿外科结石手术中应用最广泛的一种激光器，工作递质是包含在钇铝石榴中的钬。其具有以下特点：组织穿透度浅，穿透组织不足0.4mm，因此碎石过程中很少发生脏器穿孔。钬激光为高能脉冲式固体激光，脉冲持续时间为

0.25ms，激光的峰值功率达10kW，因此钬激光能安全有效地粉碎所有泌尿系结石。

耻骨上经膀胱切开取石术的特点及适应证是什么？

耻骨上膀胱切开取石术不需特殊设备，简单易行，安全可靠，并能同时处理膀胱内其他病变，是治疗膀胱结石有效的方法。该方法的手术适应证有：

（1）结石过大过硬者；

（2）儿童；

（3）合并有前列腺增生症或尿道梗阻者；

（4）合并有严重的膀胱炎症或肿瘤者；

（5）围绕膀胱异物的结石；

（6）膀胱憩室内结石；

（7）伴有输尿管反流者；

（8）合并有严重肾脏功能损害者；

（9）全身情况差不宜作长时间手术操作者。该手术方式在国内绝大多数医院已经被经尿道途径手术所代替。

中医中药对治疗膀胱结石有哪些特点和优势？

膀胱结石病属中医砂淋、血淋、石淋、腰痛、小便不利等范畴，可分以下3型辨证施治。

气滞血瘀型：症见患者腰部或下腹部阵发性绞痛，或有血尿，或仅见腰或小腹胀痛，尿涩滴沥不尽，症状时重时轻，舌质暗红或有苔薄白，瘀点，脉弦涩。治宜：通淋排石，行气活血。可服用：少腹逐瘀丸、尿塞通、清淋冲剂等；

下焦湿热型：症见腰部或下腹部持续疼痛，伴有恶心呕吐、发热、尿急、尿频、尿痛、大便不爽，或有脓尿、血尿、苔黄腻，脉滑数。治宜：清热利湿，通淋排石。可服用：排石冲剂、分清五淋丸、金钱草冲剂、滋肾丸等；

　　脾肾两虚型：症见结石日久，腿膝酸软无力，腰痛，精神倦怠，饮食不佳，大便溏薄，舌淡苔白，排尿不畅，脉沉细无力。治宜：培补脾肾，通淋化石。可服用：六君子丸、金匮肾气丸、排石冲剂等。

预防保健篇

老年人该如何预防膀胱结石?

泌尿外科专家建议,老年人要从以下几个方面预防泌尿系结石:

(1)彻底治疗引起结石的疾病,如根治泌尿系统感染、解除泌尿系统梗阻如膀胱炎、前列腺增生、膀胱痉挛及尿道狭窄等;

(2)在心脏功能好的情况下,增加饮水量使尿液稀释不浓缩,尿盐沉积的机会便减少;

(3)老年人要适当增加排尿次数,每次排尿要尽量排空,不使尿液在膀胱潴留以减少感染的机会;

(4)调节饮食,应根据结石成分适当调节饮食,如患草酸盐结石患者要少吃菠菜、土豆等;

(5)遵照医嘱适量口服维生素B;

(6)可减少尿中草酸盐的排泄,磷酸盐结石患者宜进食低磷酸钙饮食,并应设法使尿液酸化,以利于磷酸盐的溶解。患尿酸盐结石者,宜少吃动物肝、肾及豆类食物。

大量食用酸菜是否易导致膀胱结石形成?

腌制的酸菜中含有大量的草酸和钙。由于酸度高,食用后不易在肠道内形成草酸钙排出体外,而被大量吸收,经过肾脏草酸钙高浓度的排泄,排出草酸钙结晶，容易沉积形成肾结石或其他部位的尿路结石。

腌制酸菜过程中，维生素C被大量破坏，另外，由于酸菜中含硝酸、盐酸、草酸以及其他有机酸等酸性物质，进食后整个消化道形成酸性较大的环境，这对于人体吸收其他蔬菜中的维生素C有很明显的抑制作用。人体缺乏维生素C，使抑制肾内草酸钙沉积和减少结石形成的能力降低，这样就大大增加了成石的因素，因此不要大量或长期食用酸菜。

尿路结石的产生与饮食有关吗？

一个世纪以来，全世界大部分经济发展较快的国家和地区的尿路结石的发病率逐渐上升。在此过程中，这些国家和地区的气温、湿度、水质、土壤、日照、海拔等地理环境的变化是微乎其微的。但是，泌尿系结石患者的营养状况和食物的组成却有明显的改变。显然饮食是影响泌尿系结石形成的重要因素。那么哪些食物会引起尿结石的产生呢？

首先是含钙食物。据统计80%以上的泌尿系结石是含钙结石，钙是泌尿系结石中最主要的阳离子，由此可见钙与尿石症的关系之密切。正常情况下，食物中10%~25%的钙在维生素D和甲状旁腺素的作用下被人体吸收利用。吸收进入体内的钙参与了人体正常的新陈代谢。如果进入体内的钙多余，则主要经肾脏由尿液排出体外。所以目前科学的观点：不能食入过多的含钙较高食物，应采取适中政策。

其次高动物蛋白饮食也有诱发泌尿系结石形成的作用，是促进尿路结石形成的重要饮食危险因素之一。支持这一论点的现象是，同一地区、同一种族的人群，当饮食中的蛋白质尤其是动物蛋白质过高时，肾、输尿管结石的发病率增加。例如，印度的北部和西部地区生活富裕，他们的动物蛋白摄入量是南部和东部的两倍，尿路结石患者的住院率是南部和东部的5倍。这种现象在全世界其他国家和地区也普遍存在。

尿路结石与职业有关系吗?

答案是肯定的。不同的职业人群中,泌尿系结石的发病率是不同的。管理人员、医生和飞行员等高收入脑力劳动者的患病率比体力劳动者高,可能和这个群体人员经济条件较好、高动物蛋白饮食多、饮水量少、活动少等原因有关;而厨师、烧火工人和船舶工程师等高温环境工作者,泌尿系结石的发病率也很高,由于出汗多、脱水和尿液浓缩等因素的影响所致。另外,在电池厂工作的工人因为职业的关系,接触铍、镉的机会较多,可以增加泌尿系结石的发生危险性,这是由于这些物质可以引起肾小管基底膜的损伤,有利于结石晶体的沉积。所以,这些易发职业的人员应针对不同的职业特点,纠正不良的饮食、生活和工作习惯,平时应多饮水、适量动物蛋白饮食,以减少尿石的发生。

膀胱结石患者日常饮食上应注意哪些问题?

膀胱结石患者日常饮食应注意:

(1)平时应多饮水。因为多饮水可增加尿量,稀释尿中的结晶,使其容易排出体外。同时,即使已形成的细小结石,也可及早把它从尿中冲刷出去。有学者指出,最好每天饮水2500毫升以上,维持尿色清淡。如果当地的水源含钙量较高的话,更应注意先经软化后再饮用,最好饮用磁化水;

(2)不要大吃大喝,限制超量营养。因为大吃大喝多为高蛋白、高糖和高脂肪饮食,这样会增加结石形成的危险性,平时应适当多吃些粗粮和素食;

(3)如果是结石患者,结石治愈以后,对于草酸盐结石患者,为了预防结石复发,应避免吃含草酸较高的食物,如菠菜、甜菜、香菇、土豆、浓红茶、咖啡、可可、巧克力、柿子和杨梅等;如果是尿酸盐的患者,应注意尽量少吃含尿酸较高的食物,如动物内脏、海产品、咖啡、可可、红茶、巧克力和花生等；

（4）尽量不服用或少服用与结石有关的药物，如维生素C、阿司匹林、磺胺类药物。

活动对膀胱结石患者有好处吗？

长时间不活动，可增加尿中晶体成分的沉淀机会而形成结石。众所周知，体育活动可加快体内的新陈代谢。因此，患有尿路结石的患者应适当增加活动量，根据自己的体力情况，制定可行的锻炼活动计划。同时膀胱结石患者也应该注意到某些体位下会诱发膀胱结石疼痛症状的发作，因此膀胱结石患者的运动要量力适时而行。

怎样避免膀胱结石的反复发生？

一般说来，尿路结石的成分有尿酸盐结石、草酸盐结石、磷酸盐结石等，它的发生因素有钙磷代谢失调、尿液浓缩、长期卧床、尿液潴留、尿道狭窄、尿路感染、尿液中盐类浓度过高等，虽然患者进行了取石治疗，但发生结石的因素未得到消除，使得结石反复地发生。

如何才能避免膀胱结石反复发生呢，专家的建议是：

（1）多饮水，使每日尿量维持在2500毫升以上，避免尿液浓缩；

（2）保持尿路通畅，平时避免憋尿；

（3）可化验结石成分，根据结石性质来改换食物，调整尿液的酸碱性，对防止结石反复发生有一定作用。如果是草酸钙结石，注意减少进食含草酸多的食品如菠菜、莴笋等；如果是尿酸盐结石，要限食富含嘌呤的食物如动物内脏、鱼卵、海鲜、浓鸡肉汤、肉类等，并可服小苏打片碱化尿液，使尿液的pH值调节在6.2~6.8之间，对促进尿酸排泄、避免形成尿酸盐结石最为有利；

（4）如有尿路感染，积极防治；

（5）有研究认为饮用磁化水对预防尿路结石有一定的作用；

（6）服用金钱草冲剂或用单味金钱草30~60g冲开水或煮水代茶饮，对尿路结石包括膀胱结石有治疗和预防作用。

婴幼儿预防膀胱结石，应该注意哪些事项？

对于婴幼儿膀胱结石的预防，在喂养上首先提倡母乳喂养，辅以动物奶类，适当提高动物蛋白的摄取；其次，改善婴幼儿的膳食结构，使之合理；再次，积极处理婴幼儿合并的先天性畸形及泌尿系感染。

膀胱结石患者如何预防肾功能损害？

膀胱结石患者为避免发生肾功能损害，需要积极处理结石和病因，保持尿路通畅，解除膀胱出口梗阻导致的尿液反流和上尿路扩张；同时还应治疗结石引起的肾盂肾炎和输尿管炎，以减少对肾功能的损害。

膀　胱　肿　瘤

◆ 膀胱解剖及生理特点有哪些?
◆ 膀胱肿瘤是怎样分类的?
◆ 肿瘤会传染吗?
◆ 膀胱肿瘤的发病率和死亡率如何?
◆ 膀胱肿瘤有哪些类型? 膀胱肿瘤有良性、恶性之分吗?
◆ ……

常 识 篇

膀胱解剖及生理特点有哪些？

膀胱是储存尿液的肌性囊性器官，膀胱有很大的弹性，其形状，位置，大小，壁的厚度和毗邻等随充盈的不同而有所变化。不同年龄、性别的个体膀胱容量也有所差异，正常人膀胱容量350~500ml，当膀胱发生肿瘤，且肿瘤逐渐增大时，膀胱容量可能会有所降低，所以在少部分膀胱肿瘤晚期的患者中，会有尿频尿急等症状。膀胱可分为3层，即膀胱黏膜层，膀胱肌层和膀胱外膜。绝大多数膀胱肿瘤为黏膜病变，为尿路上皮来源，当肿瘤局限于黏膜及黏膜下层，临床上称这样的肿瘤为非肌层浸润性膀胱肿瘤，当肿瘤侵犯膀胱肌肉层，称之为肌层浸润性膀胱肿瘤。

膀胱肿瘤是怎样分类的？

膀胱肿瘤根据其良恶性可分为良性肿瘤和恶性肿瘤。膀胱的良性肿瘤包括尿路上皮乳头状瘤，内翻性尿路上皮乳头状瘤，鳞状细胞乳头状瘤等。膀胱的恶性肿瘤包括尿路上皮癌，鳞状细胞癌，腺癌，脐尿管癌，透明细胞腺癌，小细胞癌，未分化癌，膀胱肉瘤等等，其中约90%的恶性肿瘤为膀胱尿路上皮癌，尿路上皮癌根据其浸润程度，其预后及后续治疗方式不同，因此，对膀胱癌的早期诊断尤为重要。

肿瘤会传染吗？

医学家认为人类癌症不会传染。一些与癌症发生相关的病毒感染（如乙型肝炎病毒等），虽然与宫颈癌、肝癌、鼻咽癌和淋巴瘤的发生相关，但迄今尚未见到这些癌症能直接传染给其他人的证据。在从事肿瘤诊治工作的医务人员中，癌症的发病率也未见高于其他工作的人群。

膀胱肿瘤的发病率和死亡率如何？

在世界范围内，膀胱肿瘤发病率居恶性肿瘤第九位，在男性排名第六位，女性排在第十位之后。在美国膀胱肿瘤发病率居男性恶性肿瘤第四位，居女性恶性肿瘤第九位。2012年世界膀胱肿瘤年龄标准化发病率男性为9.0/10万，女性为2.2/10万，年龄标准化死亡率男性为3.2/10万，女性为0.9/10万。欧洲男性膀胱肿瘤发病率为19.1/10万，女性为4.0/10万。膀胱癌的发生率和死亡率在不同国家之间存在一定的差异，其原因主要：不同的膀胱癌发病危险因素、诊疗水平以及治疗水平有差异等。

在我国，男性膀胱肿瘤发病率位居全身肿瘤的第八位，女性排在第十二位以后，发病率远低于西方国家。2002年我国膀胱肿瘤年龄标准化发病率男性为3.8/10万，女性为1.4/10万。近年来，我国部分城市肿瘤发病率报告显示膀胱肿瘤发病率有增高趋势。膀胱肿瘤男性发病率为女性的3~4倍。而对分级相同的膀胱肿瘤，女性的预后比男性差。男性膀胱肿瘤发病率高于女性不能完全解释为吸烟习惯和职业因素，性激素也可能是导致这一结果的重要原因之一。

种族对膀胱肿瘤发病的影响迄今还没有确定。美国黑人膀胱肿瘤发病危险率为美国白人的一半，但是其总体生存率却更差，而美国白人发病率高于美国黑人仅局限于非肌层浸润性肿瘤，而肌层浸润性膀胱肿瘤的发病危险率却相似。

不同人群的膀胱肿瘤组织类型不同，在美国及大多数国家中，以移行细胞癌为主，占膀胱肿瘤的90%以上，而埃及则以鳞状细胞癌为主，约占膀胱肿瘤的75%。

膀胱肿瘤有哪些类型？膀胱肿瘤有良性、恶性之分吗？

从组织发生学来讲，膀胱肿瘤分为两大类，即来源于上皮组织的肿瘤和非上皮组织即间叶组织的肿瘤。据统计，97%的膀胱肿瘤来源于上皮组织。

来源于上皮组织的膀胱肿瘤分为良性和恶性两大类。良性肿瘤包括尿路上皮增生和不典型增生、乳头状瘤、息肉和腺瘤等。恶性肿瘤包括尿路上皮细胞癌、鳞状细胞癌、腺细胞癌、小细胞癌及转移性癌。膀胱尿路上皮癌最为常见，占膀胱肿瘤的90%以上。膀胱鳞状细胞癌比较少见，占膀胱肿瘤的3%~7%，主要见于长期留置导尿管的患者。膀胱腺癌更为少见，占膀胱肿瘤的比例<2%，膀胱腺癌是膀胱外翻患者最常见的癌。

膀胱非上皮性肿瘤主要来源于肌肉、血管、淋巴、神经等组织，仅占膀胱肿瘤的4%左右。也分为良性和恶性。良性肿瘤包括平滑肌瘤、横纹肌瘤、血管瘤、纤维瘤、嗜铬细胞瘤及脂肪瘤、黏液瘤、骨瘤等。恶性肿瘤包括平滑肌肉瘤、横纹肌肉瘤、癌肉瘤、恶性淋巴瘤、恶性黑色素瘤、纤维肉瘤、骨及软骨肉瘤等。

什么是膀胱原位癌？

1952年Melicow首先提出了膀胱原位癌的概念，膀胱原位癌指的是仅局限于黏膜层内，既不浸润，也不向膀胱腔内外生性生长的上皮内癌，具有高分级低分期的特点。临床上膀胱原位癌可分为三种类型，第一种为原发性膀胱原位癌，多为尿脱落细胞检查瘤细胞阳性或膀胱镜检查膀胱黏膜异常，取活检及随机活检而确诊；第二种为继发性膀胱原位癌，是在膀胱肿瘤术后随访中发现的原位癌；第三种伴发性原位癌也称癌旁原位癌，多仕膀胱实体癌瘤周围正常或异常黏膜处取活检证实存在原位癌。膀胱原位癌虽然局限于黏膜内，但其属于高风险膀胱癌，易进展为肌层浸润性膀胱癌，因此对膀胱原位癌的诊断具有重要意义。

病 因 篇

膀胱肿瘤的危险因素有哪些？

膀胱肿瘤的发生是复杂、多因素、多步骤的病理变化过程，既有内在的遗传因素，又有外在的环境因素。吸烟是目前最为肯定的膀胱肿瘤致病危险因素，30%~50%的膀胱肿瘤由吸烟引起，吸烟可使膀胱肿瘤危险性增加2~4倍，其危险性与吸烟的强度和时间成正比。此外，职业对芳香胺类的暴露，甜味剂的摄入，药物影响，反复尿路感染等也被认为是膀胱肿瘤的危险因素。

膀胱肿瘤的发病与年龄有什么关系？

膀胱肿瘤可发生于任何年龄，甚至于儿童。但是主要发病年龄为中年以后，并且发病率随年龄增长而增加。美国39岁以下男性膀胱肿瘤发病率为0.02%，女性为0.01%；40~59岁男性为0.4%，女性为0.12%；60~69岁男性为0.93%，女性为0.25%；而70岁以上老年男性发病率为3.35%，女性为0.96%。我国发病年龄与此相似。

膀胱肿瘤的发病与性别有什么关系？

在我国，男性膀胱肿瘤发病率位居全身肿瘤的第八位，女性排在第十二位以后，发病率远低于西方国家。2002年我国膀胱肿瘤年龄标准化发病率男性为3.8/10万，女性为1.4/10万。近年来，我国部分城市肿瘤发病率报告显示膀胱肿瘤发病率有增高趋势。膀胱肿瘤男性发病率为女性的3~4倍。而对分级相同的膀胱肿瘤，女性的预后比男性差。男性膀胱肿瘤发病率高于女性不能完全解释为吸烟习惯和职业因素，性激素亦可能是导致这一结果的重要原因之一。

膀胱肿瘤发生与饮食、营养有什么关系？生活中哪些食品可以防癌或致癌？

饮食与膀胱肿瘤的关系主要包括长期饮用咖啡和饮酒，其他的饮食因素有高脂肪、高胆固醇摄入。而胡萝卜素和维生素A则可降低膀胱肿瘤的发病率，甚至可用于预防膀胱肿瘤的发生。在有饮咖啡习惯的人群中，发生膀胱肿瘤的危险性相对增加。人工甜味剂的应用与膀胱肿瘤发生也有关系。

膀胱肿瘤的致病危险因素主要有哪些？

膀胱肿瘤的发生是复杂、多因素、多步骤的病理变化过程，既有内在的遗传因素，又有外在的环境因素。吸烟是目前最为肯定的膀胱肿瘤致病危险因素，30%~50%的膀胱肿瘤由吸烟引起，吸烟可使患膀胱肿瘤的危险率增加2~4倍，其危险率与吸烟的强度和时间成正比。另一重要的致病危险因素为长期接触工业化学产品，职业因素是最早获知的膀胱肿瘤致病危险因素，约20%的膀胱肿瘤是由职业因素引起的，包括从事纺织、染料制造、橡胶化学、药物制剂和杀虫剂生产、油漆、皮革及铝、铁和钢生产。柴油机废气累积也可增加膀胱肿瘤的发生危险。其他可能的致病因素还包括慢性感染（细菌、血吸虫及HPV感染等）、应用化疗药物环磷酰胺（潜伏期6~13年）、滥用含有非那西汀的止痛药（10年以上）、盆腔放疗、长期饮用砷含量高的水和氯消毒水、咖啡、人造甜味剂及染发剂等。另外，膀胱肿瘤还可能与遗传有关，有家族史者发生膀胱肿瘤的危险性明显增加，遗传性视网膜母细胞瘤患者的膀胱肿瘤发生率也明显升高。对于肌层浸润性膀胱肿瘤，慢性尿路感染、残余尿及长期异物刺激（留置导尿管、结石）与之关系密切，其主要见于鳞状细胞癌和腺癌。

症状篇

膀胱肿瘤有什么表现？

膀胱肿瘤因肿瘤的发生部位、类型、大小、发展阶段、有无并发症或转移而表现各异。

（1）血尿：为膀胱肿瘤最常见的首发症状，85%的患者可出现反复发作的无痛性间歇性肉眼血尿。出血量可多可少，严重时带有血块。在膀胱肿瘤发病的全过程100%或早或晚出现血尿。肉眼血尿中约68%为全程血尿，28%为终末血尿，4%为起始血尿；

（2）膀胱刺激症状：癌肿本身的浸润、癌组织溃疡、坏死及感染和瘀血块等均可作为刺激因素使膀胱肌肉收缩而产生尿意，出现尿频、尿急、尿痛及持续性尿意感，持续腰部胀痛，癌肿侵及括约肌时出现尿失禁。对缺乏感染依据的膀胱刺激患者，应采取积极全面的检查措施，以确保早期做出诊断。凡出现膀胱刺激症状者，一般为预后不良的征兆；

（3）排尿困难：癌组织脱落或肿瘤本身以及血块阻塞膀胱内口处，导致排尿困难，甚至出现尿潴留；

（4）上尿路阻塞症状：癌肿侵及输尿管口时，引起肾盂及输尿管口扩张积水，甚至感染，而引起不同程度的腰酸、腰痛、发烧等。如双侧输尿管口受侵，可发生急性肾功能衰竭；

（5）下腹部肿块：以此为首发症状者多为膀胱顶部腺癌或其他部位恶性度高的膀胱实体癌。直肠（或阴道）指检或触及高低不平之硬块，用以了解肿瘤浸润膀胱壁的范围、深度，对肿瘤的分期估计有一定的帮助；

（6）全身症状：恶心、食欲不振、发热、消瘦、贫血、衰弱、恶病质、类白血病反应等；

（7）转移症状：肿瘤扩展到盆腔、腹膜后腔或直肠，引起腰痛，下腹痛放射到会阴部或大腿，直肠刺激症状等。以盆腔淋巴结转移多见，转移到子宫、直肠、结肠、肝、肾而引起各脏器相应的临床症状；

（8）其他：膀胱鳞状细胞癌与尿路上皮癌有些不同，病情发展快，病程短，浸润深而广，除血尿外 1/3 有膀胱刺激症状。如发现晚，大多 1 年内死亡。膀胱腺癌与尿路上皮癌之不同表现在一般症状相同，但病变多侵犯肌层，故转移较早，预后不良。位于三角区及侧壁的膀胱肿瘤，常起源于腺性膀胱炎，故多有膀胱刺激症状。

血尿与肿瘤的关系如何？为何要警惕间歇全程无痛性肉眼血尿？血尿与膀胱肿瘤大小有关吗？

血尿病因多种多样，既可为泌尿系本身的病变（如肿瘤、感染、结石、结核、先天性异常、前列腺增生症等），也可为某些全身性疾病（如紫斑症、白血病、血友病、坏血病、丝虫病、充血性心力衰竭等）的一种临床表现。按血尿程度，可出现肉眼血尿和镜下血尿，前者是指肉眼即可看出尿中有血，后者是指用显微镜看到尿中有血细胞。按血和尿出现时间，又有初期（排尿起始阶段）血尿、终末（临近结束阶段）血尿及全程血尿之别；按出现伴随症状，则有无痛性、肾绞痛或伴有膀胱刺激症状的血尿；按临床表现，分为间歇性血尿和持续性血尿。泌尿系肿瘤可以出现血尿，但血尿现象并非都是泌尿系肿瘤所致。所以，对血尿症状，必须要有正确的认识，既勿"草木皆兵"，过分紧张，也不可麻痹大意，等闲视之。

无明显症状的血尿，最容易被人忽视，因血尿消失后，患者总以为"病"也消除了。事实上，这种间歇性、无痛性血尿，往往是泌尿系统肿瘤的一种临床表现。癌症早期发现比较困难，但上尿路肿瘤和膀胱肿瘤往往在早期就可以出现间歇性、无痛性血尿，这是一个明显的信号。如果人们能时刻警惕这一点，就可能作出早诊断、早治疗，从而使病情不至于耽误到不可救治的地步。

血尿出现时间及出血量与膀胱肿瘤恶性程度、分期、大小、数目、形态并不一致。

膀胱肿瘤好发部位有哪些？膀胱肿瘤有尿路刺激症状吗？晚期膀胱肿瘤有哪些表现？

膀胱肿瘤可发生于膀胱黏膜的任何部位，但以膀胱侧壁和三角区最多见。

早期膀胱肿瘤较少出现尿路刺激症状，当肿瘤坏死、出血、感染或肿瘤发生在膀胱三角区时可引起尿频、尿急、尿痛等膀胱刺激症状。另外弥漫性膀胱原位癌或浸润性膀胱肿瘤大多以尿路刺激症状和盆腔疼痛为首发表现，为膀胱肿瘤另一类常见的症状，而 T_a、T_1 期肿瘤无此类症状。

晚期膀胱肿瘤可发生下肢水肿、盆腔肿块、咳嗽、胸痛等转移症状，以及消瘦、贫血等恶病质。

膀胱恶性肿瘤扩散方式和部位有哪些？

膀胱恶性肿瘤扩散的途径主要有直接浸润、远处转移和种植 3 种。

（1）直接浸润：癌细胞可以原发灶为中心向四周扩散或癌巢呈触须状侵入周围组织，以此途径可扩散侵入邻近器官如前列腺、子宫、阴道、输尿管、直肠等。晚期膀胱肿瘤可发生盆腔周围浸润或远外转移。当肿瘤浸润到后尿道、前列腺及直肠时，会出现相应的症状。当肿瘤位于一侧输尿管口，引起输尿管浸润，可造成一侧输尿管阻塞、肾积水；

（2）远处转移：又分淋巴转移和血行转移 2 种。膀胱肿瘤经血行途径可转移至任何器官，其中最常见的转移部位是肺、肝、椎骨和骨盆。淋巴转移最常见，而且早于血行转移。淋巴转移的常见受累部位为盆腔淋巴结，占78%。其中，膀胱周围淋巴结为76%，闭孔淋巴结为74%，髂外淋巴结为65%；

（3）种植：在手术时，癌细胞可能直接种植于腹壁切口、正常尿路上皮而发生术后腹壁肿块或肿瘤复发。

诊断篇

什么方法可初步筛选膀胱肿瘤？

超声检查可通过三种途径（经腹、经直肠、经尿道）进行，可同时检查肾脏、输尿管、前列腺和其他脏器（如肝脏等）。经直肠超声显示膀胱三角区、膀胱颈和前列腺较清楚。经尿道超声应用不太广泛，需麻醉，但影像清晰，分期准确性较高。国外报道经尿道超声判定肿瘤分期并与病理分期相比，结果显示非肌层浸润性肿瘤准确率为94%~100%，肌层浸润性肿瘤准确率为63%~96.8%。

彩色多普勒超声检查还可显示肿瘤基底部血流信号，但膀胱肿瘤血流征象对术前肿瘤分期、分级帮助不大。

总之，超声检查不仅可以发现膀胱肿瘤，还有助于膀胱肿瘤分期，了解有无局部淋巴结转移及周围脏器侵犯，尤其适用于造影剂过敏者。在临床上可作为初步筛选膀胱肿瘤的无损伤方法。

如何早期发现膀胱肿瘤？

与任何肿瘤一样，膀胱肿瘤的早期发现具有十分重要的意义。如能做到早期诊断，膀胱肿瘤的治疗效果是很好的。我们特别强调对40岁以上的无痛性肉眼血尿患者应想到膀胱肿瘤的可能，必须尽早检查，以确定究竟有无肿瘤。同时定期进行一些必要的检查。

（1）血尿监测：几乎所有膀胱肿瘤都可产生血尿，血尿常呈间歇性或仅有镜下血尿，应定期进行血尿监测，以及时发现肉眼不易发觉的血尿；

（2）B超检查：这是一项无损伤性的检查，可定期进行，有助于发现早期的膀胱肿瘤；

（3）尿细胞学检查、流式细胞术及图像分析：应用膀胱冲洗方法较正常排尿尿样能提供更多的上皮细胞，因此采集的标本能提高检出灵敏度；

（4）荧光原位杂交（FISH）：可分析出异形细胞，为膀胱癌诊断提供有用信息；

（5）生物学标记物：通过对肿瘤相关特异抗原及蛋白等的分析，如BTA，NMP22等，能提供除细胞分析以外的有关肿瘤诊断和预后的资料。

什么是肿瘤的尿脱落细胞学检查？它有什么优点？

尿脱落细胞学检查方法简便、无创、特异性高，是膀胱肿瘤诊断和术后随访的主要方法。尿标本的采集一般通过自然排尿，也可以通过膀胱冲洗，这样能得到更多的肿瘤细胞，有利于提高检出率。尿脱落细胞学检测膀胱肿瘤的敏感性为13%~75%，特异性为85%~100%。敏感性与肿瘤细胞分级密切相关，对于分级低的膀胱肿瘤敏感性较低，一方面是由于肿瘤细胞分化较好，其特征与正常细胞相似，不易鉴别，另一方面由于肿瘤细胞之间粘结相对紧密，没有足够的细胞脱落到尿中用于检测；相反，对于分级高的膀胱肿瘤，特别是原位癌，敏感性和特异性均较高。尿标本中细胞数量少、不典型或退行性变、泌尿系感染、结石以及膀胱灌注治疗等可以导致尿脱落细胞学诊断困难。

何种方法可作为诊断膀胱肿瘤的首选方法？

目前膀胱镜检查仍然是诊断膀胱肿瘤最可靠的首选方法。通过膀胱镜检查可以发现膀胱是否有肿瘤，明确肿瘤数目、大小、形态和部位，并且可以对肿瘤和可疑病变部位进行活检以明确病理诊断。如有条件，建议使用软性膀胱镜检查，与硬性膀胱镜相比，软性膀胱镜检查具有损伤小、视野无盲区、检查体位舒适等优点。

膀胱镜检查有哪些适应证和禁忌证及优缺点？

适应证：凡疑有膀胱病变，特别是膀胱肿瘤需作活检时，血尿、脓尿和排尿困难时，需分别检查两侧肾盂尿或测定两肾功能时；做逆行肾盂造影时及需要通过膀胱镜进行治疗时，均可做膀胱镜检查。

禁忌证：急性尿道炎、膀胱炎、肾盂肾炎及尿道狭窄、妊娠、膀胱容量过小和体质过度衰弱者禁作膀胱镜检查。

优点：直观、清晰，同时活检组织。

缺点：视野存在盲区，系有创检查。

内镜窄带成像技术（NBI）原理及诊断膀胱肿瘤有何优缺点？

内镜窄带成像技术是一种视觉增强技术，其原理是正常的白光通过特殊的镜头过滤成2个波段的窄光（415NM和540NM），这两个波段的窄光只能穿透膀胱黏膜组织的表面，同时被该处浅表血管内的血红蛋白吸收，从而起到视觉增强的效果，有助于早期发现与诊断微小病灶，一项427例患者临床研究发现NBI对膀胱肿瘤检出率优于传统膀胱镜，两者敏感度分别为100%和83%。对于膀胱的CIS，内镜窄带技术更容易发现其周围富集的血管网，从而可以提高膀胱原位癌的检出率。

缺点：内镜窄带成像技术存在一定的假阳性率，通常与卡介苗治疗及膀胱的炎症性疾病有关。

光学相干断层扫描成像技术（OCT）原理及诊断膀胱肿瘤有何优缺点？

光学相干断层扫描成像（optical coherence TomograpHy，OCT）与B超成像原理类似，但OCT测量的是反射的红外光而非声波。经组织内结构后反射回的红外光强度可显示不同深度的组织，通过OCT仪器发射的红外光，在经过膀胱壁时，由于膀胱壁的3层组织结构的不同，其所反射的红外光波信号亦不相同，通过OCT设备，可以呈现出膀胱壁的高清晰断层扫描图像，从而准确区分膀胱的良恶性病变。目前，OCT能够非常准确地区分和识别非肌层浸润性肿瘤和肌层浸润性肿瘤，这有助于术者判断是否切除固有肌层以及优化临床分期和病理分级。

缺点：OCT的最终检查结果无法代替病理学活组织检查这一金标准，OCT对膀胱良性病变如炎性反应、黏膜侵蚀及肉芽肿等可造成假阳性结果，且目前OCT设备昂贵，临床大规模开展仍存在一定挑战性。

膀胱荧光显微镜诊断膀胱肿瘤有何优缺点？

5-氨基乙酰丙酸（5-ALA）荧光膀胱镜检查是通过向膀胱内灌注5-ALA产生荧光物质特异性地积聚于肿瘤细胞中，在激光激发下产生强烈的红色荧光，与正常膀胱黏膜的蓝色荧光形成鲜明对比，能够发现普通膀胱镜难以发现的小肿瘤、不典型增生或原位癌，检出率可以增加20%~25%，损伤、感染、化学或放射性膀胱炎、瘢痕组织等可以导致此项检查出现假阳性结果。

静脉尿路造影诊断膀胱肿瘤的价值和不足是什么？静脉尿路造影及超声波检查都正常是否肯定无肿瘤？

泌尿系统平片及静脉尿路造影检查一直被视为膀胱肿瘤患者的常规检

查，以期发现并存的上尿路肿瘤。但初步诊断时此项检查的必要性目前受到质疑，理由是其获得的重要信息量较少。一组793例膀胱肿瘤患者上尿路肿瘤发生率仅有1.1%（9例），而IVU只对6例做出诊断。但如果怀疑有T1G3肿瘤（该类肿瘤可致上尿路肿瘤发生率增加7%）、浸润性膀胱肿瘤或膀胱肿瘤并发肾盂、输尿管肿瘤以及有肾积水征象时仍有其应用价值。

静脉尿路造影及超声波检查都正常不能肯定有无肿瘤。因为这些检查均通过间接征象反映病变情况，不能直观病变部位。同时受条件限制不能准确判断微小病损及膀胱原位癌情况。

CT在膀胱肿瘤诊断中有什么作用？

传统CT（平扫+增强扫描）对诊断膀胱肿瘤有一定价值，可发现较大肿瘤，还可与血块鉴别。尽管螺旋CT分辨率大大提高，但较小肿瘤（如<5mm）和膀胱原位癌仍不易被发现，不能了解输尿管情况，分期准确性不高，肿大淋巴结不能区分是转移还是炎症，不能准确区分肿瘤是局限于膀胱还是侵犯到膀胱外，而且既往有肿瘤切除史者可因局部炎症反应所致的假象而造成分期过高。因此，如果膀胱镜发现肿瘤为实质性（无蒂）、有浸润到肌层的可能或了解肝脏有无病变时可进行CT检查。

一组浸润性膀胱肿瘤患者行CT检查，诊断准确率只有54.9%，39%分期偏低，6.1%偏高。但患者若存在尿道狭窄或膀胱有活动性出血不能进行膀胱镜检查，CT仍有其优越性。CT仿真膀胱镜可获取与膀胱镜相似的视觉信息，虽不能完全替代膀胱镜，但有其应用价值，是膀胱镜较好的替代和补充方法。

施行CT仿真膀胱镜时，一种方法是将尿液引出，用气体充盈膀胱，然后进行扫描，将所获数据进行三维重建。采用CT仿真膀胱镜检查准确率为88%，CT仿真膀胱镜对>5mm的肿块能准确识别，并可以显示小至2mm的黏膜异常。CT仿真膀胱镜检查还可经静脉或经膀胱注入造影剂进行对比。

国内一项研究对膀胱肿瘤患者行螺旋CT多平面重组（MPR）、三维（3D）重建和CT仿真膀胱镜（CTVC）成像，结果显示CT对肿瘤术前分期准确率为87.7%，轴位图像能较好显示浸润深度。MPR可更直观观察肿瘤起源、向周围侵犯情况及其与输尿管的关系。3D和CTVC能清楚显示肿瘤大体形态及其与输尿管开口的关系。

何谓膀胱肿瘤的磁共振成像（MRI）诊断？

传统MRI对膀胱肿瘤检查并无明显优越之处。MRI检查膀胱，T1加权像尿呈极低信号，膀胱壁为低至中度信号，而膀胱周围脂肪为高信号。T1加权像有助于检查扩散至邻近脂肪的肿瘤、淋巴结转移以及骨转移情况，甚至可评价除前列腺以外的邻近器官受侵犯情况。T2加权像尿液呈高信号，正常逼尿肌呈低信号，而大多数膀胱肿瘤为中等信号。低信号的逼尿肌下方的肿瘤出现中断现象提示肌层浸润。因此，MRI有助于肿瘤分期。动态MRI在显示是否有尿路上皮癌存在以及肌层侵犯程度方面准确性高于CT或非增强MRI。

应用MRI仿真膀胱镜诊断肿瘤效果较好（包括较小肿瘤）。膀胱肿瘤患者行MRI膀胱造影，以术中或膀胱镜结果作为参考标准，仿真膀胱镜重建与多维重建的敏感性和特异性较高。在分期方面，应用增强剂行MRI检查进行分期，可区分非肌层浸润性肿瘤与肌层浸润性肿瘤以及浸润深度，也可发现正常大小淋巴结有无转移征象。例如，应用铁剂作为增强剂可鉴别淋巴结有无转移：良性增大的淋巴结可吞噬铁剂，在T2加权像上信号强度降低，而淋巴结转移则无此征象。最近有人评价钆增强MRI对膀胱肿瘤分期的准确程度，MRI分期准确率为62%，32%出现分期过高，但在区分非肌层浸润性肿瘤与肌层浸润性肿瘤或区分肿瘤局限于膀胱与否方面，MRI分期准确率则分别提高到85%和82%。在检测有无骨转移时MRI敏感性远高于CT，甚至高于核素骨扫描。

什么叫活检?

活检的全称叫活组织检查,系指从身体取活组织进行病理形态学检查,即在显微镜下观察细胞形态及细胞之间的关系。活检是临床常用的一种方法,目的是确定病变性质,及对肿瘤进行分类、分级,预测肿瘤患者的预后并指导治疗。

常用的活检方法有五种:

(1)穿刺抽吸活检:适用于具有一定体积,表面有正常组织覆盖的实性肿瘤。临床多用空注射器刺入瘤体,然后回抽注射器芯,造成负压,将瘤组织碎屑吸入空针内,将此微量组织涂于载玻片上,经细胞室医生进行固定、染色等处理,在显微镜下观察作出诊断。其操作简便、安全、无需麻醉,对恶性肿瘤的诊断符合率达80%以上;

(2)钳取活检:用活检钳咬取小块瘤组织,进行病检。适用于暴露于体外的肿瘤或器械(如内镜)可触到的肿瘤;

(3)切取活检:指通过手术切取部分肿瘤组织进行检查。其适用面广,但因病灶多有残留,创面周围难免污染,理论上可增加肿瘤转移的机会,故目前临床应用较少;

(4)切除活检:指将肿物全部切除后进行病理检查的方法;

(5)冰冻活检:又称快速病检。

常规的病理检查是将待检组织用液态石蜡包埋,固定后用切片机切成很薄的片,染色后再进行显微镜观察,全过程约需3天。而有些肿瘤因手术中难以确定性质,无法确定手术切除范围,这时就需做冰冻活检。冰冻活检是利用特殊设备将肿瘤组织速冻切片、染色、镜检,全过程仅需半小时。临床医生可根据病理结果,选择适宜的治疗方案。

为什么膀胱肿瘤治疗必须有病理诊断？

因为膀胱肿瘤分为良性和恶性肿瘤两类。同时膀胱恶性肿瘤分为非肌层浸润性和浸润性膀胱肿瘤，不同分类及级别的膀胱肿瘤治疗原则和方式不同。病理诊断是确诊膀胱肿瘤分类及级别的可靠手段，因此必须有病理诊断才能够确定针对性地治疗方式。

膀胱原位癌如何诊断？

传统的膀胱镜检查只能检出膀胱原位癌发展的最后阶段，即可见肿瘤阶段。应用尿脱落细胞学检查并配合黏膜随机活检，可使膀胱原位癌的诊断提前至第二阶段，即显微镜下阶段。尿脱落细胞学检查诊断膀胱原位癌应注意以下几点：长期膀胱刺激症状和血尿的患者在排除泌尿系结核和尿细菌学培养阴性时，可能存在膀胱原位癌，应作尿脱落细胞学检查和膀胱黏膜随机活检；一旦尿脱落细胞学检查持续阳性，即使膀胱镜检查没有发现可见肿瘤，也应做膀胱黏膜随机活检以明确诊断。当膀胱肿瘤手术治疗后，尿脱落细胞学检查在术后持续阳性，应考虑有癌旁原位癌或膀胱及上尿路残留肿瘤的可能。尿脱落细胞学检查是诊断原发性膀胱原位癌的首选安全有效的方法，而膀胱镜检查膀胱黏膜随机活检是明确诊断的唯一方法。目前研究表明，吡柔比星术前灌注以及荧光膀胱镜的应用，有助于提高膀胱镜检查的膀胱原位癌检出率。

膀胱肿瘤的严重程度是如何判断的？

膀胱肿瘤的严重程度与组织学分级和临床分期密切相关。膀胱肿瘤的分级与膀胱肿瘤的复发和侵袭行为密切相关。膀胱肿瘤的恶性程度以分级（grade）表示。关于膀胱肿瘤的分级，目前普遍采用WHO分级法（WHO

1973，WHO/ISUP 1998，WHO2004）。

膀胱肿瘤的分期指肿瘤浸润深度及转移情况，是判断膀胱肿瘤预后的最有价值的参数。目前主要有两种分期方法，一种是美国的Jewett–Strong–Marshall分期法，另一种为国际抗癌联盟（UICC）的TNM分期法。目前普遍采用国际抗癌联盟的2002年第6版TNM分期法。

膀胱肿瘤怎样分期？它同预后有什么关系？

膀胱肿瘤可分为非肌层浸润性膀胱肿瘤（Tis，Ta，T_1）和肌层浸润性膀胱肿瘤（T_2以上）。局限于黏膜（Ta、Tis）和黏膜下（T_1）的非肌层浸润性膀胱肿瘤（以往称为表浅性膀胱肿瘤）占75%~85%，肌层浸润性膀胱肿瘤占15%~25%。而非肌层浸润性膀胱肿瘤中，大约70%为Ta期病变，20%为T_1期病变，10%为膀胱原位癌。原位癌虽然也属于非肌层浸润性膀胱肿瘤，但一般分化差，属于高度恶性的肿瘤，向肌层浸润性进展的概率要高得多。因此应将原位癌与Ta、T_1期膀胱肿瘤区别对待。

膀胱肿瘤2009TNM分期

T（原发肿瘤）
T_x原发肿瘤无法评估
T_0无原发肿瘤证据
T_a非浸润性乳头状癌
T_{is}原位癌
T_1肿瘤侵入上皮下结缔组织
T_2肿瘤侵犯肌层
T_{2a}肿瘤侵犯浅肌层（内侧半）
T_{2b}肿瘤侵犯深肌层（外侧半）
T_3肿瘤侵犯膀胱周围组织
T_{3a}显微镜下发现肿瘤侵犯膀胱周围组织
T_{3b}肉眼可见肿瘤侵犯膀胱周围组织（膀胱外肿块）

T_4肿瘤侵犯以下任一个器官或组织，如前列腺、子宫、阴道、盆腔和腹壁

T_{4a}肿瘤侵犯前列腺、精囊、子宫或阴道

T_{4b}肿瘤侵犯盆腔或腹壁

N（淋巴结）

N_x区域淋巴结无法评估

N_0无区域淋巴结转移

N_1真骨盆内（髂内、闭孔、髂外、髂前）单个淋巴结转移

N_2真骨盆（髂内、闭孔、髂外、髂前）内多个淋巴结转移

N_3髂总淋巴结转移

M（远处转移）

M_x远处转移无法评估

M_0无远处转移

M_1远处转移

什么是膀胱肿瘤的组织学分级？它同预后有什么关系？

膀胱肿瘤组织学分级对评价肿瘤的恶性程度有很重要的意义，肿瘤细胞分级越高，肿瘤的恶性程度越高，越容易复发和转移，患者的预后越差。

膀胱尿路上皮恶性程度分级系统：1973年与2004年系统比较

WHO1973分级

乳头状瘤

尿路上皮癌1级，分化良好

尿路上皮癌2级，中度分化

尿路上皮癌3级，分化不良

WHO/ISUP1998，WHO2004分级

乳头状瘤

低度恶性倾向尿路上皮乳头状瘤

乳头状尿路上皮癌，低级别

乳头状尿路上皮癌，高级别

治疗篇

非肌层浸润性膀胱肿瘤的治疗方法有几种？如何合理选择手术方式？

非肌层浸润性膀胱肿瘤的治疗方法包括手术治疗和术后膀胱灌注治疗。手术治疗主要包括经尿道膀胱肿瘤切除术（TURBT）、经尿道激光手术和光动力学治疗。

经尿道膀胱肿瘤切除术有两个目的：一是切除肉眼可见的全部肿瘤，二是切除组织进行病理分级和分期。TURBT术应将肿瘤完全切除直至露出正常的膀胱壁肌层。肿瘤切除后，建议进行基底部组织活检，便于病理分期和下一步治疗方案的确定。有报告T1期膀胱肿瘤术后2~6周再次行TURBT，可以降低术后复发概率。

激光手术可以凝固，也可以汽化肿瘤组织，其疗效及复发率与经尿道手术相近。但术前需进行肿瘤活检以便进行病理诊断。激光手术对于肿瘤分期有困难，一般适合于乳头状低级别尿路上皮癌，以及病史为低级别、低分期的尿路上皮癌。上海市第一人民医院泌尿科采用铥激光切除肿瘤，术中能做到基本不出血，就目前随访情况来看，治疗效果相当满意。根据经验，膀胱肿瘤初发时，行经尿道铥激光膀胱肿瘤切除术，联合术前吡柔比星灌注，可精确定位肿瘤，增加发现膀胱原位癌的概率，切除肿瘤更精确，3个月后复查患者复发率较低，或可避免行二次TURBT，但仍有待于大样本前瞻性临床研究的验证。

光动力学治疗是利用膀胱镜将激光与光敏剂相结合的治疗方法。肿瘤细胞摄取光敏剂后，在激光作用下产生单态氧，使肿瘤细胞变性坏死。膀胱原位癌、控制膀胱肿瘤出血、肿瘤多次复发、不能耐受手术治疗等情况可以选择此疗法。

经尿道膀胱肿瘤电切除术的理想目标是什么？其优缺点有哪些？如何改进？

膀胱肿瘤电切除的理想目标是：在不对泌尿系统其他组成部分造成明显损伤的前提下，将膀胱肿瘤尽可能的切除，减少膀胱肿瘤复发。经尿道膀胱肿瘤电切术是膀胱表浅非浸润性肿瘤的治疗方法，具有损伤小、恢复快、可以反复进行、几乎无手术死亡率、并能保留膀胱排尿功能等优点。通常，经尿道膀胱肿瘤电切术是诊断和治疗相结合的手术方法，可避免或减少膀胱开放性手术。然而，经尿道膀胱肿瘤电切除术仍存在一定的局限性，经尿道手术均有术后患者出现尿道狭窄的可能，并且由于膀胱镜属于硬镜，其灵活度有限，对于特殊位置特殊性质的肿瘤不能进行良好的切除，如膀胱前壁肿瘤，原位癌等；经尿道膀胱肿瘤电切术对输尿管开口周围肿瘤进行手术时，往往容易损伤输尿管开口，造成输尿管开口狭窄，久而久之可能影响肾功能，另外，膀胱肿瘤点切除术的电刺激可能引起闭孔神经反射，可导致膀胱穿孔等风险。

目前，膀胱镜技术取得了明显的改进，膀胱软镜的出现，大大降低了手术过程中对尿道的损伤，同时视野更清楚，视角更广阔，对膀胱各壁的肿瘤均能起到良好的观察及切除，辅助以铥激光，绿激光，钬激光等激光技术在经尿道膀胱肿瘤切除中的应用，目前经尿道膀胱肿瘤切除术随着技术水平的提高，在手术安全性，术后肿瘤复发等方面已经取得了长足的进步。

膀胱肿瘤为何要进行二次电切？它的优点是什么？

文献报道高危非肌层浸润性膀胱癌电切术后一年内复发率为61%、进展率为17%，而5年内复发率和进展率则分别高达78%和45%。对非肌层浸润性膀胱癌在首次电切术后短期内进行再次电切，特别是对那些高风险的T_1期膀胱癌，可以降低术后肿瘤复发率和进展率，并且可以获得更准确的肿瘤病理分期。文献报道再次电切可以使T_1期膀胱癌患者术后的肿瘤复发率由63.24%降到25.68%，肿瘤进展率由11.76%降到4.05%。至于首次电切术后何时进行再次电切目前还没有定论，多数学者建议在首次电切术后2~6周内进行。

何谓经尿道膀胱肿瘤整块切除术？其目的是什么？

近年来，经尿道膀胱肿瘤整块切除术开始成为膀胱肿瘤手术的新趋势。这种手术方法是将膀胱肿瘤、肿瘤基底以及部分逼尿肌组织整体切除下来，并可以经特制的标本袋取出体外。这一手术方法有效减少了术中肿瘤播散，降低了术后复发的可能性；避免了二次手术；而且能获得完整的病理标本，这对于术后患者的后继治疗、随访方案选择，以及预后判断都提供了最可靠的依据。

目前何种设备适合经尿道膀胱肿瘤整块切除术？

经尿道膀胱肿瘤整块切除术早期多采用杆状电极的方法，随着激光技术在经尿道膀胱肿瘤整块切除术中的慢慢应用，目前，铥激光，钬激光、绿激光、1470激光等激光技术在经尿道膀胱肿瘤整块切除术发挥着重要作用。

经尿道膀胱肿瘤整块切除术后是否需要进行二次电切？

将膀胱肿瘤、肿瘤基底以及部分逼尿肌组织整体切除下来，降低了术后复发的可能性，避免了二次手术；而且能获得完整的病理标本。上海市第一人民医院采用经尿道膀胱肿瘤铥激光整块切除，辅以术后即刻膀胱灌注化疗的方式，并收集术后患者随访信息，目前数据显示，经尿道膀胱肿瘤整块切除，在减少膀胱肿瘤复发，提高膀胱肿瘤病理准确性方面与进行二次电切无明显统计学差异。

肌层浸润性膀胱肿瘤的手术治疗原则是什么？

根治性膀胱切除术同时行盆腔淋巴结清扫术，是肌层浸润性膀胱肿瘤的标准治疗，是提高浸润性膀胱肿瘤患者生存率、避免局部复发和远处转移的有效治疗方法。该手术需要根据肿瘤的病理类型、分期、分级、肿瘤发生部位、有无累及邻近器官等情况，结合患者的全身状况进行选择。文献报道浸润性膀胱肿瘤患者盆腔淋巴结转移的可能性为 $30\% \sim 40\%$，淋巴结清扫范围应根据肿瘤范围、病理类型、浸润深度和患者情况决定，有条件的单位还可在术中应用淋巴结检测仪（即手持型伽马探测器）测定是否有淋巴结转移，决定淋巴结清扫范围。

何谓膀胱肿瘤的膀胱灌注治疗？膀胱肿瘤灌注治疗的目的是什么？

膀胱灌注治疗即将一定剂量的药物或者免疫制剂注入膀胱内并保留一段时间以达到治疗或预防膀胱肿瘤复发的方法。

非肌层浸润性膀胱肿瘤术后有 $10\% \sim 67\%$ 的患者会在 12 个月内复发，术后 5 年内有 $24\% \sim 84\%$ 的患者复发，可能与新发肿瘤、肿瘤细胞种植或原发肿瘤切除不完全有关。非肌层浸润性膀胱肿瘤TURBT术后复发有两个高峰期，分别为术后的100~200天和术后的600天。术后复发的第一个高峰期同术中肿瘤细胞播散有关，而术后膀胱灌注治疗可以大大降低由于肿瘤细胞播散而引起的复发。尽管在理论上TURBT术可以完全切除非肌层浸润的膀胱肿瘤，但在临床治疗中仍有很高的复发概率，而且有些病例会发展为肌层浸润性膀胱肿瘤。单纯TURBT术不能解决术后高复发和进展问题，因此建议所有的非肌层浸润性膀胱肿瘤患者术后均进行辅助性膀胱灌注治疗。

如何进行膀胱灌注治疗？膀胱灌注治疗过程中是否需要留置导尿管？

膀胱灌注治疗流程：

（1）平卧于治疗床上，铺防水垫；

（2）治疗师洗手，做好职业防护，戴无菌手套；

（3）会阴周围消毒2遍；

（4）无菌操作下置入尿管，将膀胱内尿液充分引出；

（5）将药物缓慢注入膀胱。如在灌药过程中出现疼痛，则立即停止灌注，好转后继续推注，如仍不能耐受，则停止本次灌注治疗；

（6）药物灌入膀胱后可即刻拔除尿管或仍保留尿管；

（7）在条件允许的情况下，膀胱内药物存留期间适当间断变换体位。

灌注后注意事项：

（1）鼓励在治疗后的24小时内多饮水；

（2）避免喝茶、咖啡、酒精以及可乐类饮料，以减少膀胱刺激；

（3）在治疗后6小时内排尿后厕所要冲洗2次；

（4）治疗后24小时内排尿应注意避免污染皮肤、衣物及周围环境。

因为膀胱灌注药物以及患者对药物的敏感性的不同，可以灌注后即刻拔出尿管或者留置尿管，一般情况下膀胱灌注化学药物后，可以即刻拔出尿管，让患者自行排掉药物并且多饮水就可以了。对于卡介苗膀胱灌注治疗，我们还是建议留置尿管2小时，待卡介苗通过尿管排出体外后再拔出尿管。

膀胱灌注疗法的药物有几类？如何选择灌注药物？

膀胱灌注治疗的药物主要包括化学药物和免疫制剂两大类。

膀胱灌注化疗常用药物包括阿霉素、表柔比星、丝裂霉素、吡柔比星、羟喜树碱等。尿液的pH值、化疗药的浓度与膀胱灌注化疗效果有关，并且药物浓度比药量更重要。化疗药物应通过导尿管灌入膀胱，并保留0.5~2小时（注：膀胱内保留时间需依据药物说明书）。灌注前不要大量饮水，避免尿液将药物稀释。表柔比星的常用剂量为50~80mg，丝裂霉素为20~60mg，吡柔比星为30~50mg，羟喜树碱为10~20mg。其他的化疗药物还包括吉西他滨等。膀胱灌注化疗的主要副作用是化学性膀胱炎，程度与灌注剂量和频率相关，TURBT术后即刻膀胱灌注更应注意药物的副作用。多数副作用在停止灌注后可以自行改善。膀胱灌注化疗主要适用于低中危非肌层浸润性膀胱肿瘤。

膀胱灌注免疫治疗主要包括卡介苗、干扰素、白介素-2等。主要适用于高危非肌层浸润性膀胱肿瘤。

膀胱灌注化疗的优点有哪些？目前有几种膀胱灌注化疗？效果如何？

膀胱灌注化疗具有以下优点：化疗药物可以在膀胱内较长时间高浓度直接作用于肿瘤；可以杀灭膀胱内术后残余的肿瘤细胞，防止肿瘤细胞种植，降低复发的可能；可以减少全身用药的毒性作用。

目前有以下几种膀胱灌注化疗方法

（1）TURBT术后即刻膀胱灌注化疗：TURBT术后24小时内完成表柔比星或丝裂霉素等膀胱灌注化疗可以使肿瘤复发率降低40%，因此推荐所有的非肌层浸润性膀胱肿瘤患者TURBT术后24小时内均进行膀胱灌注化疗，但术中有膀胱穿孔时不宜采用。TURBT术后即刻膀胱灌注化疗对单发和多发膀胱肿瘤均有效。低危非肌层浸润性膀胱肿瘤术后即刻灌注后，肿瘤复发的概率很低，因此即刻灌注后可以不再继续进行膀胱灌注治疗；

（2）术后早期膀胱灌注化疗及维持膀胱灌注化疗：对于中危和高危的非肌层浸润性膀胱肿瘤，术后24小时内即刻膀胱灌注治疗后，建议继续膀胱灌注化疗，每周1次，共4~8周，随后进行膀胱维持灌注化疗，每月1次，共6~12个月。研究显示，非肌层浸润性膀胱肿瘤维持灌注治疗6个月以上时不能继续降低肿瘤的复发概率，因此建议术后维持膀胱灌注治疗6个月。但也有研究发现表柔比星维持灌注1年可以降低膀胱肿瘤的复发概率。灌注期间出现严重的膀胱刺激症状时，应延迟或停止灌注治疗，以免继发膀胱挛缩。膀胱灌注治疗的副作用与药物剂量和灌注频率有关。膀胱灌注治疗主要用于减少膀胱肿瘤的复发，没有证据显示其能预防肿瘤进展。

目前，有报道研究提倡术中即刻灌注化疗，这种方式的灌注形式更早，能够减少术中膀胱肿瘤细胞的散播，减少膀胱肿瘤复发。此外，术前灌注吡柔比星等药物对发现膀胱原位癌存在一定的帮助，化疗药物对膀胱肿瘤部位的染色，有助于术者尽可能的切除疑似原位癌病灶，降低膀胱癌复发风险。

何谓膀胱灌注免疫治疗？

膀胱灌注免疫治疗主要是指卡介苗的免疫治疗。卡介苗治疗一般采用6周灌注诱导免疫应答，再加3周的灌注强化以维持良好的免疫反应。卡介苗灌注用于治疗高危非肌层浸润膀胱尿路上皮癌时，一般采用常规剂量（120~150mg）；卡介苗用于预防非肌层浸润膀胱尿路上皮癌复发时，一般采用低剂量（60~75mg）。研究发现采用1/4剂量（30~40mg）卡介苗灌注治疗中危非肌层浸润膀胱尿路上皮癌时，其疗效与全剂量疗效相同，副作用却明显降低。不同卡介苗菌株之间的疗效没有差别。卡介苗灌注一般在

TUR–BT术后2周开始。卡介苗维持灌注可以使膀胱肿瘤进展概率降低37%。需维持卡介苗灌注1~3年（至少维持灌注1年），因此建议在3、6、12、18、24、36个月时重复卡介苗灌注，以保持和强化疗效。

膀胱肿瘤的免疫治疗效果如何？目前面临哪些问题？

卡介苗适合于高危非肌层浸润性膀胱肿瘤的治疗，可以预防膀胱肿瘤的进展。卡介苗不能改变低危非肌层浸润性膀胱肿瘤的病程，而且由于卡介苗灌注的副作用发生率较高，对于低危非肌层浸润膀胱尿路上皮癌不建议行卡介苗灌注治疗。对于中危非肌层浸润膀胱尿路上皮癌而言，其术后肿瘤复发概率为45%，而进展概率为1.8%，因此，中危非肌层浸润膀胱尿路上皮癌膀胱灌注的主要目的是防止肿瘤复发，一般建议采用膀胱灌注化疗，某些情况也可以采用卡介苗灌注治疗。由于术后膀胱有创面，因此术后即刻灌注治疗应避免采用卡介苗，以免引起严重的副作用。

卡介苗膀胱灌注的主要副作用为膀胱刺激症状和全身流感样症状，少见的副作用包括结核败血症、前列腺炎、附睾炎、肝炎等。因此，TURBT术后膀胱有开放创面或有肉眼血尿等情况下，不能进行卡介苗膀胱灌注。

如何预防非肌层浸润性膀胱肿瘤复发？非肌层浸润性膀胱肿瘤手术后复发怎么办？

非肌层浸润性膀胱肿瘤术后易复发，复发后肿瘤恶性程度可能提高。预防复发既是提高手术治愈率的关键，也是膀胱肿瘤治疗的一部分。研究发现多种因素与膀胱肿瘤的复发有关，肿瘤的病理分级、大小、多发性、生长方式等与复发具有密切关系；手术切除不彻底、尿道受浸润也是复发的重要原因；原位癌、T_1期膀胱肿瘤本身具有较强的复发和浸润特性。因此预防肿瘤复发的主要手段包括手术中完全彻底切除肿瘤，术后基底部活检为阴性，术后根据病理分级确定膀胱灌注治疗方案以及术后两年内每3

个月复查1次膀胱镜。

膀胱肿瘤复发后，一般建议再次TURBT治疗。依照TURBT术后分级及分期，按上述方案重新进行膀胱灌注治疗。对频繁复发和多发者，建议行卡介苗灌注治疗。

膀胱灌注治疗无效的非肌层浸润膀胱尿路上皮癌（如肿瘤进展、肿瘤多次复发、Tis和T_1G_3肿瘤经TUR-BT及膀胱灌注治疗无效等），则建议行膀胱根治性切除术。

如何治疗膀胱原位癌？

膀胱原位癌的治疗方案是行彻底的TURBT术，术后行卡介苗膀胱灌注治疗。卡介苗灌注每周1次，连续6周为1个周期，1个周期后有70%完全缓解。休息6周后，进行膀胱镜检和尿脱落细胞学检查，结果阳性者再进行1个周期，共6周的灌注治疗。另有15%的病例获得缓解。休息6周后，重复膀胱镜检和尿脱落细胞学检查，若结果仍为阳性，建议行膀胱根治性切除术及尿道根治性切除术。对于缓解的病例，应在第3、6、12、18、24、30和36个月时进行1个周期的卡介苗灌注防止复发。通过此方案，约70%的病例可以避免行膀胱根治性切除术。也有研究显示部分病例采用膀胱灌注化疗有效。

什么是膀胱肿瘤的介入放射治疗？介入放射治疗适用于哪些患者？

通过对双侧髂内动脉灌注化疗药物达到对局部肿瘤病灶的治疗作用，对局部肿瘤效果较全身化疗好，常用于新辅助化疗。文献报道，动脉导管化疗+全剂量放疗的完全缓解率可达78%~91%，动脉导管化疗作为辅助化疗效果不佳。化疗药物可选用MTX/CDDP或单用CDDP或5-Fu+ADM+CDDP+MMC等。肌层浸润性膀胱肿瘤患者为了保留膀胱不愿意接受根治性膀胱切除术，或患者全身条件不能耐受根治性膀胱切除手术，或根治性手术已不能彻底切除肿瘤以及肿瘤已不能切除时，可选用膀胱介入放射治疗。

何谓膀胱肿瘤的介入栓塞治疗？有何优点？

因各种原因不能或者不愿行根治性膀胱全切手术的肌层浸润性膀胱肿瘤可以采用髂内动脉灌注化疗药物加高选择性肿瘤动脉栓塞治疗。与经静脉给药的全身化疗比较，具有如下特点：

（1）化疗药物的单次给药剂量可以增加，多种化疗药物同时注入髂内动脉可发挥协同作用。同时肿瘤组织的药物浓度可达到正常组织的5~20倍；

（2）肿瘤区域化疗药物浓度提高和停留时间延长，对肿瘤细胞杀伤作用更强，从而使病灶缩小或消失；

（3）肿瘤区域药物的高浓度聚集，不易扩散或缓慢地进入血循环，全身正常的组织细胞在单位时间里，药物浓度就降低，从而减少全身的毒副反应；

（4）化疗药物注入后行高选择性肿瘤动脉栓塞，切断了肿瘤血供，造成癌细胞缺血、缺氧，加快其坏死，同时可抑制肿瘤新生血管生成。同时遏制癌细胞进一步分化、浸润和转移作用，栓塞导致局部血流停滞，不但进一步延续及减少药物进入全身循环，而且延长化疗药物的局部作用。

髂内动脉化疗加肿瘤血管栓塞，可作为手术前辅助治疗，局部进展期膀胱癌若体积大或已侵犯周围组织，可先行髂内动脉化疗加栓塞或重复多次的髂内动脉化疗，使肿瘤体积缩小或肿瘤降期后有利于全膀胱切除。膀胱肿瘤行保留膀胱手术后辅以髂内动脉化疗加栓塞，起着预防或延缓肿瘤复发，杀灭残余癌细胞或转移灶的作用，可提高患者的五年生存率。

膀胱肿瘤能做放射治疗吗？

肌层浸润性膀胱肿瘤患者在某些情况下，为了保留膀胱不愿意接受根治性膀胱切除术，或患者全身条件不能耐受根治性膀胱切除手术，或根治性手术已不能彻底切除肿瘤以及肿瘤已不能切除时，可选用膀胱放射治疗或化疗+放射治疗。但对于肌层浸润性膀胱肿瘤，单纯放疗患者的总生存期短于根治性膀胱切除术。

（1）根治性放疗：每天剂量通常为1.8~2Gy，整个疗程不超过6~7周。目前常用的放疗日程为：①50~55Gy，分25~28次完成（>4周）；②64~66Gy，分32~33次完成（>6.5周）。放疗的局部控制率为30%~50%，肌层浸润性膀胱肿瘤患者5年总的生存率为40%~60%，肿瘤特异生存率为35%~40%，局部复发率约为30%。

临床研究显示，基于顺铂的联合放化疗的反应率为60%~80%，5年生存率为50%~60%，有50%的患者可能保留膀胱，但目前尚缺乏长期的随机研究结果。一项大规模的Ⅱ期临床研究提示联合放化疗与单纯放疗相比能提高保留膀胱的可能性。对于保留膀胱的患者应密切随访，出现复发时应积极行补救性的膀胱根治性切除术。

欧洲文献报道，T_1/T_2期小肿瘤患者可通过膀胱切开（行或未行膀胱部分切除）显露肿瘤后置入放射性碘、铱、钽或铯行组织内近距离照射，再联合外照射和保留膀胱的手术，从而达到治疗目的。根据肿瘤分期不同，5年生存率可达60%~80%。

（2）辅助性放疗：根治性膀胱切除术前放疗无明显优越性。膀胱全切或膀胱部分切除手术未切净的残存肿瘤或术后病理切缘阳性者，可行术后辅助放疗。

（3）姑息性放疗：通过短程放疗（7Gy×3天；3~3.5Gy×10天）可减轻因膀胱肿瘤巨大造成无法控制的症状，如血尿、尿急、疼痛等。但这种治疗可增加急性肠道并发症的危险，包括腹泻和腹部痉挛疼痛。

膀胱肿瘤需要全身化疗吗？效果如何？

肌层浸润性膀胱肿瘤行根治性膀胱切除术后，高达50%的患者会出现转移，5年生存率为36%~54%。对于T_3~T_4和（或）$N+M_0$膀胱肿瘤高危患者，5年生存率仅为25%~35%。膀胱肿瘤对含顺铂的化疗方案比较敏感，总有效率为40%~75%，其中12%~20%的患者局部病灶获得完全缓解，10%~20%的患者可获得长期生存。目前提倡吉西他滨+顺铂的GC方案，更有助于膀胱癌的患者的缓解。

（1）新辅助化疗　对于可手术的T_2~T_{4a}期患者，术前可行新辅助化疗。新辅助化疗的主要目的是控制局部病变，使肿瘤降期，降低手术难度和消除微转移灶，提高术后远期生存率。新辅助化疗后，患者死亡率可下降12%~14%，5年生存率提高5%~7%，远处转移率降低5%，对于T_3~T_{4a}患者，其生存率提高可能更明显。新辅助化疗还被用做保留膀胱的手段，但这一方法备受争议。新辅助化疗的疗程尚无明确界定，但至少要用2~3个周期基于顺铂的联合化疗。

（2）辅助化疗　对于临床T_2或T_3期患者，根治性膀胱切除术后病理若显示淋巴结阳性或为pT_3，术前未行新辅助化疗者术后可采用辅助化疗。膀胱部分切除患者术后病理若显示淋巴结阳性或切缘阳性或为pT_3，术后亦可采用辅助化疗。辅助化疗可以推迟疾病进展，预防复发，但各项对于辅助化疗的研究由于样本量小、统计及方法学混乱，因此结果备受争议。

（3）对于临床T_{4a}及T_{4b}患者，若CT显示淋巴结阴性或发现不正常淋巴结经活检阴性，可行化疗或化疗+放疗，或手术+化疗（仅限于选择性cT_{4a}患者）。CT显示有肿大淋巴结经活检阳性的，则行化疗或化疗+放疗。

（4）转移性膀胱肿瘤应常规行全身系统化疗，尤其是无法切除、弥漫性转移、可测量的转移病灶。身体状况不宜或不愿意接受根治性膀胱切除术者也可行全身系统化疗+放疗。

肌层浸润性膀胱肿瘤能否全身免疫治疗？

随着肿瘤免疫治疗的兴起，对于晚期膀胱癌的免疫治疗，目前热点不断，在国外的多项临床研究中，无论是PD-L1抑制剂还是PD-1抑制剂均显示了多个阳性结果，这可以为临床医生和患者提供选择，给晚期的膀胱癌患者带来了希望。目前，国外膀胱癌免疫治疗药物研究状况是：一项已经由FDA批准，一项获得FDA优先审核，另外一项宣布提前结束三期临床研究。国内，由夏术阶教授领衔的一项Ⅲ期、随机、开放性、对照、多中心、全球研究，比较MEDI4736单药治疗及MEDI4736+Tremelimumab联合治疗对照标准化疗，用于不可切除的Ⅳ期尿路上皮膀胱癌患者的临床研究也正在开展，相信在不久的将来，免疫治疗会对肌层浸润性膀胱肿瘤患者带来福音。

肌层浸润性膀胱肿瘤全身免疫治疗效果如何？

目前，从各大生物医药公司所公布的膀胱免疫治疗药物来看，罗氏的Atezolizumab已经获得FDA批准用于晚期膀胱癌二线治疗的PD-L1抑制剂，该药物为首个获得FDA批准的膀胱癌免疫治疗药物，可用于治疗含铂类化疗治疗进展或者铂类化疗新辅助或辅助治疗12个月内进展的局部晚期或转移性尿路上皮癌；百时美施贵宝公司的Nivolumab通过一项270例铂类治疗进展或一年内新辅助/辅助治疗进展患者入组的临床试验中，其最终的客观缓解率为19.6%，在肿瘤PD-L1表达水平高和较低的患者中，其客观缓解率均高于既往接受化疗时获得的缓解率；默沙东的Ⅲ期的临床试验中，通过评估pembrolizumab与化疗方案（紫杉醇、多西紫杉醇、长春氟宁）治疗转移性、局部晚期、或经铂类化疗后复发或进展的不可切除的尿路上皮癌后，发现pembrolizumab较化疗疗效更佳。就上述证据可见，膀胱癌的免疫治疗效果优于化疗，但肌层浸润性膀胱肿瘤的免疫治疗最终的治疗效果，仍需要更全面更大规模的临床试验加以证实。

什么叫肿瘤治疗策略？

如果把一般常见病的治疗比喻成一场歼灭战的话，那么，对恶性肿瘤的治疗则是一场艰苦的持久战。要打好持久战，战斗开始即应制定总体作战计划，根据肿瘤的生物学特性、部位及患者的年龄、病期、经济状况等，制定出手术、放疗、化疗、中药等治疗的时间与方案等。这一治疗规划，就是肿瘤治疗策略。为保证治疗策略制定合理，最好由肿瘤内科、外科、放疗科、病理科等医师联合会诊共同参与。不过，当前多数医院受体制、人力、物力等条件的限制，很难做到这一点。但他们要求主管医生必须具备全面的肿瘤治疗知识和制定肿瘤治疗计划的能力。对于患者来说，开始治疗时应该到肿瘤专科医院或综合医院的肿瘤科就诊，以避免无计划、盲目的治疗。

膀胱肿瘤疗效评价标准是什么？

疗效评价标准分为：
（1）治愈
①切除的病理标本边缘，经病理检查未见肿瘤细胞浸润；
②血尿消失；
③尿细胞学检查三次阴性。
（2）好转
①尿肿瘤细胞阳性或可疑；
②肿瘤原发源或转移源缩小，症状减轻，全身情况好转。
（3）未愈
①肿瘤范围无变化或扩大；
②症状及全身状况无明显改善者。

预防保健篇

膀胱肿瘤能否预防？

肿瘤流行病学家们曾估计，80%~90%的人类肿瘤是外界环境因素引起的。这里的环境是泛指直接接触某些特定的致癌物质（化学性、物理性、生物性）和不良生活方式（饮食、吸烟、生育）对致癌的影响。因此，避免接触致癌物质和改变不良生活方式，就可能有效地预防癌症的发生。具体做法如下：

（1）加强防癌知识宣传，普及防癌知识，尽量做到早期诊断、早期治疗；

（2）凡接触化学药品和放射性物质的工作人员，应加强劳动保护，定期检查身体；

（3）尽量避免不必要的放射检查和接触化学品，如砷、汞、氰化物等；

（4）积极锻炼身体，提高机体免疫能力；

（5）饮食富含维生素类食物，保证营养食物摄入，少食辛辣油腻食品；

（6）谨慎使用烷化剂和某些免疫制剂，严格掌握其适应证，剂量和疗程；

（7）戒烟酒，治疗和康复期应该注意慎起居，节房事，育龄期妇女应避孕，适量活动，以不引起疲劳为原则；

（8）膀胱肿瘤术后或放化疗后应定期复查。

为什么要提倡戒烟？

　　膀胱肿瘤病因中涉及多种致癌因子。现在研究认为膀胱肿瘤发生中最常被想到的危险因子是吸烟，研究报道膀胱肿瘤在吸烟人群发生率比不吸烟者高4倍。多达40%的膀胱肿瘤与吸烟有关，其危险度随吸烟数量、吸烟时间及吸入程度的增加而增加。化学致癌因子很可能是在香烟中发现含有的多种芳香胺（苯胺、甲苯胺、4－氨基联苯），现已知这些化合物是通过诱导尿路上皮DNA突变而具有致癌作用的。

　　最近研究显示，吸烟者膀胱肿瘤的发病率是非吸烟者的3倍。长年吸烟的人，以及1天吸1包以上香烟的人膀胱肿瘤的发病率还要更高。根据研究者分析，戒烟时间小于10年的人比戒烟时间至少是10年的人，其膀胱肿瘤的发病率要高出23%。以前有过吸烟史的人其发病率要比从不吸烟的人高出2倍。同时发现，吸烟时间超过20年的人其发病率比一般人要高出两倍到三倍。20岁之前就开始吸烟的人比稍后开始吸烟的人更容易得上膀胱肿瘤。根据美国癌症协会（ACS）的资料，美国今年将有53200例新的膀胱肿瘤发生，将有12200人死于这种病。吸烟是膀胱肿瘤最危险的致病因素。烟草中的化学物质进入血液循环中后经肾脏过滤，然后通过膀胱从尿液中排出体外。在膀胱内它们可以破坏细胞，从而增加癌症的发病危险。在欧洲，将近半数的男性尿道癌及三分之一的女性尿道癌都是由于吸烟所引起的。在欧盟，有大约28%的妇女和43%的男性吸烟。

哪些职业与膀胱肿瘤的发生有关？

　　一直公认某些职业由于和化学物质密切接触而易于发生膀胱肿瘤。美国最近研究显示，白人膀胱肿瘤患者中的21%~25%、非白人中的27%与职业有关。研究显示从事某些职业的人，像染色行业工人、香料操作工人、橡胶工人、皮革工人、画家、卡车司机、铝业工人以及机械工人为膀胱肿瘤高危人群。这些职业所涉及的化学致癌物质通常是芳香胺类，如萘胺和二氨基联苯，现已知这两种化合物是特别强的人类膀胱肿瘤致癌物质。与之接触后，发生肿瘤的潜伏期可长达50年，平均为18年。

为什么要开展防癌普查？哪些人应该定期参加防癌检查？

癌症的形成有一个发生和发展的演变过程。致癌物进入人体后，通常需要经历相当长的时间，才会使正常细胞转变成恶性细胞，再不断增殖达到相当数量和一定体积的肿块。大量临床实践证明，癌症的预后与肿瘤的早期发现、早期诊断和早期治疗关系密切。早期阶段能做出正确诊断的患者，约半数以上能完全治愈，5年生存率高达80%~90%；晚期阶段即使经过积极、有效的治疗，5年生存率达不到50%。开展防癌普查是早期发现癌症的最有效方法之一。

与癌症发生的有关因素主要是环境因素和遗传因素。工作环境中易接触致癌物、有不良生活习惯和嗜好（如吸烟、酗酒）、不合理饮食习惯（高脂肪、高盐、低纤维）、未育和过密的生育史，以及某些慢性疾病的人应定期参加防癌检查。有明显癌症家族史、内分泌激素分泌紊乱及其某些先天性遗传病的人也应定期参加防癌检查。癌症发生与环境致癌物的作用和影响关系密切。年龄越大，接触致癌物的机会越大，时间越长，癌症发生可能性也越大。因此，中年以上的人即使无身体不适，也应定期进行防癌检查。

膀胱肿瘤患者的预后与哪些因素有关？

膀胱肿瘤的预后与肿瘤分级、分期、肿瘤大小、肿瘤复发时间和频率、肿瘤数目以及是否存在原位癌等因素密切相关，其中肿瘤的病理分级和分期是影响预后的最重要因素。国内一项研究显示，各期膀胱肿瘤患者5年生存率分别为T_a~T_1期91.9%、T_2期84.3%、T_3期43.9%、T_4期10.2%。各分级膀胱肿瘤患者5年生存率分别为G_1级91.4%、G_2级82.7%、G_3级62.6%。

近年来随着对肿瘤分子机制认识的加深，许多肿瘤标记物相继被发现可用于膀胱肿瘤的预后判断。研究发现，核基质蛋白22、端粒酶、血管内皮生长因子、透明质酸酶、增殖相关核抗原Ki-67以及p53基因等均对膀胱肿瘤的预后判断有一定价值。但必须指出的是，目前膀胱肿瘤标记物的研究尚处于实验室阶段，临床上尚没有一种标记物能准确估计膀胱肿瘤的预后。

如何随访膀胱肿瘤患者？有何意义？

膀胱肿瘤患者治疗后随访的目的是尽早发现局部复发和远处转移，如果有适应证且有可能，应及早开始补救治疗。膀胱肿瘤的随访方案应该由预后评估和所采取的治疗方式（如TURBT、膀胱切除术、尿流改道方式等）来决定。

1. 非肌层浸润性膀胱肿瘤的随访

在非肌层浸润性膀胱肿瘤的随访中，膀胱镜检查目前仍然是金标准，泌尿外科医师应该尽可能地帮助患者克服恐惧心理而接受膀胱镜检查。同时一旦发现异常则应该行病理活检。B超、尿脱落细胞学以及IVU等检查在非肌层浸润性膀胱肿瘤的随访中亦有一定价值，但均不能完全代替膀胱镜检的地位和作用。

所有的非肌层浸润性膀胱肿瘤患者都必须在术后3个月接受第一次膀胱镜检查，但是如果手术切除不完整、创伤部位有种植或者肿瘤发展迅速则需要适当提前。以后的随访应根据肿瘤的复发与进展的危险程度决定。一旦患者出现复发，则治疗后的随访方案须重新开始。

推荐意见：

（1）所有患者应以膀胱镜为主要随访手段，在术后3个月接受第一次复查；

（2）低危肿瘤患者如果第一次膀胱镜检阴性，则9个月后进行第二次随访，此后改为每年一次直至5年；

（3）高危肿瘤患者前2年中每3个月随访一次，第三年开始每6个月随访一次，第五年开始每年随访一次直至终身；

（4）中危肿瘤患者的随访方案介于两者之间，由个体的预后因素决定。

2. 根治性膀胱切除术后的随访

膀胱癌患者接受根治性膀胱切除术和尿流改道术后必须进行长期随访，随访重点包括肿瘤复发和与尿流改道相关的并发症。

3.根治性膀胱切除术后肿瘤复发和进展的危险主要与组织病理学分期相关，局部复发和进展以及远处转移在手术后的前24个月内最高，24~36个月时逐渐降低，36个月后则相对较低。肿瘤复发通过定期的影像学检查很容易发现，但是间隔多长时间进行检查仍然存在着争论。有学者推荐T_1期肿瘤患者每年进行一次体格检查、血液生化检查、胸部X线片检查和B超检查（包括肝、肾、腹膜后等）；T_2期肿瘤患者6个月进行一次上述检查，而T_3期肿瘤患者每3个月进行一次。此外，对于T_3期肿瘤患者应该每半年进行一次盆腔CT检查。需要特别指出的是，上尿路影像学检查对于排除输尿管狭窄和上尿路肿瘤的存在是有价值的，上尿路肿瘤虽然并不常见，但是一旦发现往往需要手术治疗。

根治性膀胱切除术后尿流改道患者的随访主要涉及手术相关并发症（如反流和狭窄）、替代物相关代谢问题（如维生素B_{12}缺乏所致贫血和外周神经病变）、尿液贮存相关代谢问题（水电解质紊乱）、泌尿道感染以及继发性肿瘤问题（如上尿路和肠道）等方面。

推荐意见：

（1）根治性膀胱切除术后患者应该进行终身随访；

（2）随访间隔：T_1期每年一次，T_2期每6个月一次，T_3期每3个月一次；

（3）随访内容应包括体格检查、血液生化检查、胸部X线片检查和B超检查（包括肝、肾、腹膜后等）。对于T_3期肿瘤患者可选择每半年进行一次盆腔CT检查。可选择上尿路影像学检查以排除输尿管狭窄和上尿路肿瘤的存在；

（4）尿流改道术后患者的随访主要围绕手术相关并发症、代谢并发症、泌尿道感染以及继发性肿瘤等几方面进行。

一旦得了癌症，应该怎么办？

前面已经讲到，调动自身的积极因素，正确对待疾病，保持良好的心态是战胜癌症的先决条件。一旦患了癌症不妨这样做：

1. 战略上藐视

首先，不要悲观失望，如果从此一蹶不振，则无疑是给自己套上了精神枷锁；其次，要面对现实，既来之，则安之，不要怀疑一切，更不能相信宿命论。治疗的结果在很大程度上取决于患者自己。只有正视癌症并藐视它，才能保持良好的精神状态，才能有充足的睡眠和旺盛的食欲，增强自身的抗癌能力；

2. 战术上重视

癌症是机体内的一种病理变化，病情的发展往往不依自己的意志为转移，患了癌症，不怕是基础，积极配合治疗是控制肿瘤的进一步发展的根本。这里有几个问题需要重视：

（1）要持之以恒，有信心。目前，治疗癌症的措施对人体都有相当程度的打击，如手术治疗有致残的可能，放疗、化疗往往有严重的副作用（恶心呕吐、食欲不振、骨髓抑制等）。只有树立战胜癌症的信心，与医生密切配合，才能使治疗方案得以实施，即使不能马上看到效果，也不应丧失信心，半途而废。

（2）避免延误治疗。一旦被诊断为癌症，要避免在多家医院重复进行有关检查。确有怀疑时，可将自己的病历资料包括X线光片、CT片及病理切片带到癌症专科医院会诊。一旦明确诊断，应接受医生的建议，及时采取有效的治疗方法。有人说，癌症的治疗要只争朝夕，这话的确有道理，临床上曾见到有不少患者确诊后未及时接受治疗，耽误了最佳治疗时机。

（3）避免有病乱投医。随着医学科学的发展，目前，临床分科越来越细，再高明的医生也不可能精通各科，包治百病。所以，一旦患了癌症，最好到肿瘤专科医院或综合医院的肿瘤科去治疗。因为不同部位，不同的癌症治疗方法各不相同。而第一次治疗措施选择适当，会为以后的治疗奠定良好的基础。国内外癌症治疗专家研究观点是一致的，即假设第一次治疗措施得当，癌症的治愈率是百分之百的话，第一次治疗方法选择不当或治疗技术失误，可以弥补的机会小于百分之三十。所以一定要重视第一次治疗，以免造成不可弥补的后果。另外，目前社会上有些人打着专治癌症的招牌招摇撞骗，广大群众一定不要盲目上当，要相信科学。如果乱用药物，不仅不能治病，相反还可能导致癌症扩散，失去治疗时机；

3. 加强自我康复意识

治疗癌症的手术多有一定的致残性，如直肠癌的肠造口术（即人造肛门），骨肉瘤的截肢术等，患者术前一定要有思想准备，要求树立正确的人生观，正视现实，发挥自己的主观能动性，在医生的指导下进行康复训练，努力提高生活质量，使生命更有意义。

为什么膀胱肿瘤治疗后要坚持随访？

膀胱肿瘤局部治疗后（包括膀胱部分切除、电灼、激光、经尿道切除等），最棘手的问题是局部复发，30%~50%的病例可在5年内复发。在复发病例中，部分患者确因切除广度和深度不够彻底而在原部位复发，但多数患者是在其他部位出现新的肿瘤。因为膀胱肿瘤的复发倾向较大，所以术后定期随诊应看作是治疗膀胱肿瘤的一个组成部分。

术后进行膀胱灌注（化疗药或卡介苗等）可能对预防复发有益。由于大多数膀胱肿瘤的恶性程度低，如能严密随诊，及时发现和治疗复发肿瘤，其疗效仍较满意。

何谓癌症高危人群？

癌症高危人群是通过流行病学调查发现的患癌几率较高的人类群体。不同癌肿的高危人群亦有所不同，但一般可包括：

（1）日常生活与癌肿病因高度一致的人群；

（2）置身于有癌危险因素的工作环境的人群；

（3）有癌前病变的人群；

（4）近亲中患有具有遗传倾向的癌肿的人群；

（5）近亲中有癌症患者的人群。

为什么要进行家族性膀胱癌的筛查？

根据国外文献报道，Edward Messing等人通过对存在轻微血尿的患者进行研究，并通过长达14年的随访，发现与未接受筛查的癌症患者相比，参加膀胱癌家庭筛查的受试人群中检出低分化膀胱癌的比例约为50%；约16%的非筛查人群被诊断为高分化膀胱癌，相比之下家族筛查人群中为43%，此外，患有浸润性膀胱癌的非筛查人群为24%，筛查人群为4.8%；非检组患者死亡率约为53.8%，筛查组为42.8%，随访结果显示：非检组患者存活率为25.6%；筛查组为57.2%，两者存在显著性差异。由此可见，家族性膀胱癌的筛查对于早期诊断膀胱癌，提高患者存活率存在一定帮助，但是由于膀胱癌缺乏特异性的标记物，筛查工作较为困难，目前国内尚未有相关膀胱癌筛查的临床报道。大规模开展膀胱癌的筛查，仍然依赖于膀胱癌特异性标志物的发现。

身体出现哪些症状时需要重视并进行进一步检查？

膀胱癌的发生，与一些疾病存在一定的相关性，当有反复尿频尿急，或者无痛性肉眼血尿，经抗生素治疗无效或顽固血尿反复复发时，需要高度重视，建议进行B超或CT检查，以发现膀胱及上尿路病变，当影像学结果提示不明显，或者仅提示局部膀胱壁增厚时，建议进行膀胱镜检查，留取活组织病理学检查，尽早确诊是否有膀胱癌或腺性膀胱炎，及早治疗及防治腺性膀胱炎恶变。

基因测序技术对膀胱癌的预防有作用吗？

随着基因测序的广泛普及，以及新一代基因测序技术的成熟，目前，越来越多疾病的诊断及治疗过程中，已经开展基因测序来辅助诊疗。对于膀胱癌而言，常见的基因异常为P53，FGFR，EGFR，C-myc，Cyclin-D1等，近年来还发现有STAG2，TERT等新型的基因突变，就目前而言，虽然测序技术有了长足的提升，但是，在膀胱癌的诊断领域，暂时未发现与膀胱癌发生相关的特异性基因，相信在不久的将来，随着技术的进步，基因测序技术定会为膀胱癌的预防提供新的思路。

膀胱癌是否有特异性的标志物？常见的标志物有哪些？

相比前列腺癌的PSA及不断涌现的特异性标志物，膀胱癌目前而言，仍然缺乏特异性的标志物，目前，临床应用中有助于检测膀胱癌的标志物及检查方式包括尿脱落细胞学检查，尿沉渣的原位荧光杂交技术（FISH），尿核基质蛋白（NMP22）以及膀胱肿瘤抗原（BTA）等等，但是，上述技术在血尿患者中存在一定的假阳性率，因此，仅对诊断膀胱癌提供参考，而特异性不高。

膀胱过度活动症（OAB）

- ◆ 什么是膀胱过度活动症？
- ◆ 什么是尿路感染？
- ◆ 尿路感染的临床表现有哪些？
- ◆ 什么是尿急？
- ◆ 什么是急迫性尿失禁？
- ◆ ……

常识篇

什么是膀胱过度活动症？

膀胱过度活动症是指一种以尿急为主要特征的症候群，还包括尿频和急迫性尿失禁等临床症状，伴有尿频、夜尿增多，可伴或不伴有急迫性尿失禁的疾病；在尿动力学上经常表现为逼尿肌过度活动，也可出现一些其他形式的尿道——膀胱功能障碍。常无明确的病因，不包括由急性尿路感染或其他形式的膀胱尿道局部病变所致的症状。过去曾有过一些相关临床表现的疾病名称和定义，相对较混乱，如逼尿肌反射亢进、逼尿肌不稳定、不稳定性膀胱等。

什么是尿路感染？

尿路感染是指尿路内有大量的细菌繁殖，并侵犯尿道黏膜或组织而引起的炎症反应，尿路感染包括尿道炎、膀胱炎、前列腺炎和肾盂肾炎等疾病。在门诊初诊中，以尿路感染症状为主诉者为1%~1.8%。在我国的一组人群普查中，尿路感染的发生率0.91%。

尿路感染的临床表现有哪些？

尿路感染的临床表现主要为尿频、尿急、尿痛、排尿困难等，临床上称为尿路刺激征，尿路感染患者大部分都会出现尿路刺激征，尤其是急性期的患者。除此之外还可能有其他一些表现，如排尿异常，有时可见到尿失禁和尿潴留。慢性肾盂肾炎引起的慢性肾功能不全的早期可有多尿表现，后期可出现少尿或无尿；尿路感染还会出现尿液异常和腰痛，尿液的主要异常改变有菌尿、脓尿、血尿和气尿等；腰痛虽也是临床常见症状之一，但下尿路感染（如膀胱及尿道感染）一般不引起腰痛，当肾脏及肾脏周围炎症，如肾脓肿、肾周脓肿、急性肾盂肾炎等，常会引起腰部胀痛，并伴有发热。

什么是尿急？

尿急是一种突发的、强烈的排尿欲望，且很难被主观抑制而延迟排尿，通俗来讲就是憋不住尿，这是膀胱过度活动症的核心。

什么是急迫性尿失禁？

急迫性尿失禁是指与尿急相伴随、或尿急后立即出现的尿失禁现象，临床上需排除可能同时存在的压力性尿失禁。通俗来讲，正常人虽然有尿意时，仍然可以控制不解一段时间，但是有的人会突然有急而强烈的尿意而无法忍住尿很快就流出来的情况，这就是急迫性尿失禁。

什么是尿频？

尿频是一种主诉，指主观感觉排尿次数过于频繁。通常认为：成人日排尿次数超过6次，夜间2次及2次以上，平均每次尿量小于200ml时考虑尿频。

什么是夜尿增多？

夜尿增多是指患者≥2次/夜以上的、因尿意而觉醒排尿的主诉。

膀胱过度活动症与哪些神经解剖部位有关？

膀胱过度活动症与泌尿系统、生殖系统和神经系统等有关；泌尿系统方面，如膀胱、尿道等部位的异常或病变可引起膀胱过度活动症；生殖系统方面，如男性前列腺疾病，盆底功能异常等疾病可导致膀胱过度活动症的发生；神经系统疾病，如中风、脊髓病变或损伤等可产生膀胱过度活动症。

心理因素与膀胱过度活动症关系如何？

有些心理紧张的患者会发生膀胱过度活动症，膀胱过度活动症的其中一个重要的病因就是精神异常和感觉过敏，这些患者的主要表现是一看见厕所就有尿急感，一听到水声就想小便。

哪些人易得膀胱过度活动症？

日常生活工作中，我们经常会看到一些人，一看见厕所就想小便，一听到水声就想小便，这些患者中的多数都有膀胱感觉过敏。一些患者没有原发疾病，仅出现尿频和尿急，这些患者称为特发性膀胱过度活动症；而更多的患者存在一些原发性疾病，如患有膀胱出口梗阻的患者包括男性的前列腺增生症或前列腺癌和女性的膀胱颈部梗阻等，患有神经源性病变的患者如脑卒中、帕金森病、脊髓损伤等合并出现的膀胱过度活动等，逼尿肌收缩力受损的患者以及女性压力性尿失禁患者；除上述几种疾病外，还有许多泌尿和男性生殖系统疾病也可引起或伴随膀胱过度活动症征候群症状，如急、慢性泌尿系特异性和非特异性感染、急慢性前列腺炎、泌尿系肿瘤（尤其膀胱三角区肿瘤）、膀胱结石、膀胱及前列腺手术后膀胱痉挛等，均可出现膀胱过度活动的表现。

因此，临床工作中如果遇上这些患者，常需要着重关心膀胱过度活动的问题。

膀胱过度活动症好发于女性还是男性，好发在什么年龄？

膀胱过度活动症是一个独立的症候群，它可独立存在，也可由一些相关疾病引起或伴随出现，2011年发表的数据，中国膀胱过度活动症的总体患病率为6%，其中男性患病率5.9%，女性患病率为6.0%。因此在男女之间的发病率没有显著差异，也没有特别的好发年龄。

膀胱过度活动症分哪几类？

根据临床表现有或不伴有急迫性尿失禁，膀胱过度活动症分为两类，干性膀胱过度活动症和湿性膀胱过度活动症。不伴有急迫性尿失禁的患者称为干性膀胱过度活动症，伴有急迫性尿失禁的患者称为湿性膀胱过度活动症。根据病因分，膀胱过度活动症分为两类，即没有明确病因的特发性膀胱过度活动症和有明确病因的继发性膀胱过度活动症。根据发病机制，膀胱过度活动症分为逼尿肌反射亢进和逼尿肌不稳定。

膀胱过度活动症的危害有哪些？

膀胱过度活动症对患者的影响是使患者需要频繁的上厕所，严重者因频繁的尿失禁而带来很多尴尬，使患者的自尊和健康生活的信心受到损害，严重者产生自杀倾向和行为。

病因篇

膀胱过度活动症与遗传有关吗？

目前没有确切的证据证明膀胱过度活动症与遗传有密切关系，但是临床上发现很多患者尤其母女之间经常二人一起发生膀胱过度活动症。

为什么膀胱过度活动症的病因研究困难？

膀胱过度活动症是基于患者主诉症状而定义的临床综合征，而动物无法表述症状，因而无法建立可靠的动物模型。

那些疾病会引起膀胱过度活动症？

膀胱过度活动症是一个独立的征候群。但临床上的许多疾病也可出现膀胱过度活动症症状，如各种原因引起的膀胱出口梗阻、神经源性排尿功能障碍和各种原因所致的泌尿生殖系统感染，另外中枢神经系统病变，精神异常等也可以出现膀胱过度活动症症状。在这些疾病中，膀胱过度活动症症状可以是继发性的，也可能是与原发病伴存的症状，如良性前列腺增生症患者的膀胱过度活动症症状。另外，肥胖是膀胱过度活动症的独立危险因素，糖尿病、抑郁症患者患膀胱过度活动症的风险大大增加。

前列腺增生患者会引起膀胱过度活动症吗？

前列腺增生患者会引起膀胱过度活动症，其可能原因主要是由于膀胱出口梗阻引起膀胱尿道功能失调，同时由于反复的尿液残留刺激导致膀胱感觉过敏等原因所致，尤其是排尿困难导致反复尿路感染的患者更容易引起膀胱过度活动症。

前列腺增生手术切除术后为何还会存在膀胱过度活动症？

前列腺增生术后通常需要3~6个月的恢复期，多数患者尿频，尿急症状会好转。此外，由于膀胱过度活动症的症状可以是继发性，也就是由于本身存在的一种或多种疾病引发的膀胱过度活动症症状，也可以是与原发病并存的症状，如良性前列腺增生患者的膀胱过度活动症症状，因此当前列腺增生引起的膀胱出口梗阻解除后，仍然会出现一些膀胱过度活动的表现，如尿频，尿急等，需要通过检查逼尿肌的收缩功能状态来做进一步的治疗。

尿路感染会引起膀胱过度活动症吗？

膀胱过度活动症无明确的病因，不包括由急性尿路感染或其他形式的膀胱尿道局部病变所致的症状。

女性尿失禁患者与膀胱过度活动症的关系如何？

许多女性压力性尿失禁患者会合并急迫性尿失禁的发生，出现膀胱过度活动症的症状，这可能主要与女性患者的膀胱过度活动有关，也可能与盆底肌肉功能低下、功能受限和异常功能行为有关；虽然膀胱的异常活动常常是这个问题的中心，但是仅仅聚焦于膀胱是不合适的，出现尿失禁的膀胱过度活动症患者几乎都有较差的盆底肌肉功能，因此，多种方法综合治疗可能对女性尿失禁患者更有效。

膀胱过度活动症的原因主要有哪些？

膀胱过度活动症的病因还不十分明确，目前认为主要有以下5种原因：

（1）逼尿肌不稳定：由非神经源性因素所致，储尿期逼尿肌异常收缩引起相应的临床症状；

（2）膀胱感觉过敏：在较小的膀胱容量时即出现排尿欲望；

（3）尿道及盆底肌功能异常；

（4）中枢神经、外周神经尤其是膀胱传入神经的异常都可以导致膀胱过度活动症发生；

（5）其他如神经精神行为异常，内分泌激素代谢失调等；

（6）特异性受体功能亢进，如P2X。

妊娠期为何易出现尿频？

正常情况下，人体每3~4小时排尿一次。但是在妊娠期，孕妇经常会出现小便次数增多并伴有排尿不尽的感觉。其实这是由子宫的位置所决定的。由于子宫位于盆腔的中间部位，其前有膀胱，后有直肠，怀孕时女性子宫逐渐增大，尤其在前3个月，妊娠子宫尚未超出盆腔时，占据盆腔较大位置，可向前直接压迫膀胱，引起排尿次数增多。妊娠4个月后，子宫上升超出盆腔到达下腹部时，由于腹腔的缓冲作用，减少了对膀胱的压迫作用，尿频症状可明显缓解。到妊娠晚期，胎儿头部进入骨盆后，可再次压迫膀胱而引起尿频。

但是，妊娠期出现的尿频与一般尿路感染有所不同，不会伴有尿急尿痛等不适症状，且尿液检查也无明显异常，属生理现象；因此如果尿频的同时出现尿急尿痛等不适，即需及时去医院就诊，排除尿路感染，必要时可作相应的治疗。

哪些原因会引起尿路刺激征？

临床上尿频、尿痛、尿急通称为尿路刺激征。尿路感染的患者大多都会出现尿路刺激征，但不是所有出现尿路刺激征的患者都有尿路感染。尿路刺激征最多见于尿路感染，如膀胱炎、急慢性肾盂肾炎、前列腺炎和尿道炎等疾病；另外泌尿系结石尤其膀胱结石和输尿管末端结石也会引起尿频、尿急和尿痛；泌尿系结核，包括肾结核和膀胱结核等会产生尿路刺激征；泌尿系肿瘤，如膀胱肿瘤尤其膀胱三角区肿瘤也会引起尿路刺激征；因此，如果经过一段时间治疗后，尿路刺激征的情况改善不明显，必须做全面的检查。

症状篇

膀胱过度活动症患者平时会出现哪些表现？

膀胱过度活动症患者平时会出现尿频，尿急，夜尿增多，白天排尿次数可达8次以上，夜间排尿次数可达2次及2次以上，即夜尿增多，并出现难以主观抑制的尿急，有时可伴有尿失禁。

有无与膀胱过度活动症伴存的疾病？

膀胱过度活动症是一个独立的征候群。临床上有些疾病可引起膀胱过度活动症症状，但也有一些疾病与膀胱过度活动症并存，这些疾病中的膀胱过度活动症症状常常有其特殊性，因此，对这些伴存膀胱过度活动症症状的疾病加以了解，可为临床在治疗原发病的同时处理膀胱过度活动症症状提供帮助。在临床上，最常见膀胱出口梗阻的患者伴存膀胱过度活动症症状，如男性的良性前列腺增生和女性膀胱颈梗阻等。

与膀胱过度活动症相关的症状有哪些？

排尿困难，尿失禁，性功能障碍，排便情况异常。

与膀胱过度活动症有关的危险因素有哪些？

（1）吸烟：可能由于尼古丁对膀胱有收缩作用，慢性、频繁的咳嗽可引起尿道、阴道、外周神经受损；

（2）肥胖：肥胖使膀胱压力增高，尿道活动度增大，可能引起膀胱供血或支配神经障碍；

（3）妊娠分娩：妊娠分娩使骨盆底部多处肌肉松弛，受牵拉，变得稀薄。有证据证明多次阴道分娩使女性在以后的生活中发生膀胱过度活动症的风险增高，尿失禁增多；

（4）绝经：绝经使尿道维持密闭状态的功能减弱，雌激素缺乏使逼尿肌变稀薄。

（5）骨盆手术：损伤盆底肌群；

（6）良性前列腺增生：为弥补尿道阻塞所致的尿流变细，逼尿肌频繁用力收缩。

诊断和鉴别诊断篇

膀胱过度活动症的诊断方法有哪些？

由于膀胱过度活动症是一个症候群，因此，膀胱过度活动症的诊断一般需要经过一系列的方法，就像一个生产流程一样，通过临床表现，病史，体检，实验室和辅助检查等，对患者进行筛选；同时，一些患者还会由于本身的一些疾病并存或继发膀胱过度活动症，这些患者也不应漏诊或误诊，因此诊断方法相对繁琐和多一些。除了病史、体检外，比如实验室检查如尿常规，中段尿培养，尿流率测定，泌尿系超声检查，影像学检查，内窥镜检查（膀胱镜检）和尿动力学检查等，可能在诊断中多会或都会需要。

如何进行膀胱过度活动症的自我评价？

可以用OABSS对膀胱过度活动症的症状进行量化，评估膀胱过度活动症的严重程度，该问卷主要包括白天排尿、夜晚排尿、尿急症、急迫性尿失禁4项相关问题。

问题	症状	频率次数	得分
1.白天排尿次数	从早上起床到晚上入睡的时间内，小便的次数是多少？	≤7	0
		8~14	1
		≥15	2

续表

问题	症状	频率次数	得分
2.夜间排尿次数	从晚上入睡到早上起床的时间内，因为小便起床的次数是多少？	0	0
		1	1
		2	2
		≥3	3
3.尿急	是否有突然想要小便，同时难以忍受的现象发生？	无	0
		每周<1	1
		每周>1	2
		每日=1	3
		每日2~4	4
		每日≥5	5
4.急迫性尿失禁	是否有突然想要小便，同时无法忍受并出现尿失禁的现象？	无	0
		每周<1	1
		每周>1	2
		每日=1	3
		每日2~4	4
		每日≥5	5

OABSS患者严重程度分级
OABSS总得分≤5：轻度OAB
6≤OABSS总得分≤11：中度OAB　★★
OABSS总得分≥12：重度OAB　★★★

膀胱过度活动症的诊断流程如何？

在诊断流程方面，需遵循"三步走"的方法，首先根据临床表现有无尿频尿急，夜尿增多和是否伴有尿失禁，进行初步筛选；第二步根据体格检查和一些简单的实验室检查进行二次筛选，如未发现明确的病因可初步诊断为膀胱过度活动症，如怀疑或许伴有其他疾病的话，再进行三次筛选；

三次筛选内容包括尿液的病原菌检查、脱落细胞学检查，尿流率测定，泌尿系统的超声和影像学检查，尿道膀胱镜检查和尿动力学检查，如无异常阳性表现，可诊断为膀胱过度活动症，如有异常发现，还需鉴别有无原发病继发或伴发膀胱过度活动症的疾病，有些疾病是可以引起膀胱过度活动症或与膀胱过度活动症伴存的，如膀胱出口梗阻，压力性尿失禁，神经系统病变，逼尿肌受损等等。

诊断膀胱过度活动症需要做哪些基本检查？

在进行诊断和治疗膀胱过度活动症之前，需要在详细询问病史的同时做一些基本检查，如尿常规，中段尿培养，尿流率测定，泌尿系统的超声检查，泌尿系统的影像学检查，如果诊断还不十分明确的话，则需要行尿道膀胱镜检查和尿动力学等检查。

排尿日记包括哪些内容？

排尿日记主要包括患者每天每次排尿的排尿时间，排尿量，是否存在尿失禁以及尿失禁发生的时间和当时患者的状态，如焦虑、尿急、尿痛、熟睡等等。

体格检查包括哪些内容？

体格检查包括一些常规的体格检查和特殊体格检查，如泌尿生殖系统检查和神经系统检查，泌尿生殖系统检查包括肾脏区域有无叩痛，输尿管路径有无压痛，膀胱是否有尿液潴留，尿道口有无异常，生殖系统有无畸形等；神经系统检查包括肌张力的检查和一些神经反射的检查等。

B超检查对膀胱过度活动症的诊断有帮助吗？

泌尿系统B超检查本身对膀胱过度活动症的诊断意义不大，但是膀胱剩余尿的检测方面对于膀胱过度活动症的诊断有一定帮助，同时还能诊断一些与膀胱过度活动症伴存的疾病如前列腺增生症和排除一些出现尿频症状的疾病如膀胱肿瘤等。

膀胱过度活动症的患者是否都需要做尿动力学检查？

进行尿动力学检查的目的是为了确定有无下尿路梗阻，评估逼尿肌功能；因此，尿动力学检查并非常规检查项目，但在出现尿流率降低明显或剩余尿增多，首选治疗失败或出现尿潴留等情况下，在任何侵袭性治疗前，或者对筛选检查中发现的下尿路功能障碍需进一步进行评估时可考虑行此检查，内容主要包括膀胱压力测定和压力–流率测定等。

膀胱过度活动症患者进行治疗前，是否都需要做尿常规检查和中段尿培养？

因为膀胱过度活动症的患者和尿路感染的患者都会出现尿频尿急等表现，因此，治疗前通过尿常规和尿培养，甚至分泌物培养排除泌尿系和生殖系感染可对患者的治疗起到极大的帮助，因此所有患者治疗前均应行尿常规检查，必要时需行尿培养和分泌物检查。

膀胱镜检、静脉尿路造影、CT或MRI检查对膀胱过度活动症的诊断和治疗是否必须？

不是所有的膀胱过度活动症患者都需要做这些检查来帮助诊断和治疗，

但是在怀疑其他一些泌尿系疾病引起尿频尿急症状时，或膀胱过度活动症伴存一些疾病时，则需要进行相关的检查，这样会明显有助于疾病的诊断和治疗。

膀胱过度活动症与下尿路症候群的区别在哪？

膀胱过度活动症仅包含储尿期症状，而LUTS既包含储尿期症状，也包括排尿期症状，如排尿困难等。

治疗篇

膀胱过度活动症的治疗方法有哪些？

膀胱过度活动症的治疗方法较多，可单独治疗，也可综合多种方法一起治疗。治疗方法主要包括行为治疗，药物治疗，膀胱局部注射或灌注治疗，神经调节治疗，手术治疗和针灸治疗等，其中行为治疗为首选治疗方法。

哪些患者可进行神经调节治疗？如何进行神经调节治疗？

经过行为治疗和药物治疗无效或疗效不佳的膀胱过度活动症患者可进行神经调节治疗；神经调节治疗目前主要有二种模式，分别是外周电刺激和磁刺激，目前常用的主要是电刺激，通过阴道、直肠或椎管内电极来执行。用于激活膀胱抑制性神经和减少膀胱不稳定性的治疗，主要是低频刺激（5Hz~20Hz）。通过较小的创伤在肛门周围或胫后神经分布部位应用斑片状电极进行外周刺激可获得基本相同的效果。临床治疗中发现与直肠内电极刺激相比，男性患者更能够接受斑片状电极外周刺激治疗。由于目前进行该项治疗的患者数量较少，因此，所能提供的治疗后效果评估的随访资料较少。骶神经调节的原理是通过持续低水平的神经刺激使下尿路的局部反射控制得到调节。最容易理解的就是膀胱过度活动症患者，在骶骨脊髓水平刺激骶3（S3）传入神经可抑制逼尿肌的活动，减少逼尿肌的不稳定和急迫性尿失禁（UUI）。骶神经调节治疗包括二部分内容：第一步是初步的经皮神经评估（PNE），第二步是对于那些认为是合适的患者，外科植入永久的电极前导物和脉冲发生器。

经皮神经评估（PNE）的目的有哪些？如何进行 PNE？

经皮神经评估（PNE）可实现三个基本目标：

（1）证实周围神经的完整性和刺激的可行性；

（2）鉴别出刺激试验的合适位点；

（3）充分考虑刺激是一个亚慢性门诊评价的试验。

PNE 的检查步骤如下，患者前倾位，在皮肤和皮下组织使用局麻药物以减少患者疼痛感，根据骨性标志将针进入骶神经孔。当试验过程中患者出现盆底疼痛时，轻微的镇静作用是可选择的。但是在任何情况下患者必须十分注意与治疗人员保持联系，尤其在刺激的感觉和空间位点方面。双平面的荧光透视法能辅助定位，尤其对于肥胖患者。当针进入小孔时，针直接刺激神经以证实刺激部位和评价神经的完整性。理想情况下，从 S3 部位进针可在肛门肌肉组织和同侧拇趾的屈曲部位产生风箱反应，患者将在阴道、前列腺或直肠部位出现拉动或扑动的感觉。虽然 PNE 可能会产生一些短暂的疼痛，但却是一个很安全的手术。

永久性骶神经刺激器的植入手术很复杂吗？

由于骶骨的神经分布是有一定的变异性，一些患者对 S3 刺激失去反应后可能会在其他水平出现反应，因此在植入永久性骶神经刺激器前，首先应进行经皮神经的评估（PNE），了解症状改善的情况。当 PNE 成功定位后，通过针放置临时的电线，并在相应位置固定后，患者戴上外置的刺激器以评价临床效果。试验阶段一般一周左右。成功的 PNE 一般认为在症状方面可减轻 50% 以上。当 PNE 明确成功后，就可以考虑进行永久的设备植入。

永久性骶神经刺激器的植入手术是一个相对较小的手术，国内一般住院一周内即可完成，插管全麻是需要的。因为患者处于前倾位，必须避免使用四肢瘫软的麻醉剂以评价植入物的定位。一个四边形的前导物以及四个独立的电极在PNE期间放置到孔径中。四块前导物在外形上进行构建，可增加与神经紧密接近的可能性并获得较好的结果。手术中关键的问题是确保前导物紧贴骨外膜以防止迁移。在臀部上极可做一皮下口袋来放置脉冲发生器。精确的技术和无菌处理原则在防止感染等并发症方面至关重要，如发生感染则必须取出设备。

经过行为治疗或药物治疗后，出现哪些情况需要改变治疗方案？

出现下列情况之一的患者应该停止药物治疗或行为治疗。

（1）行为治疗或药物治疗无效的患者；

（2）不能坚持治疗或要求更换治疗方法的患者；

（3）出现或可能出现不可耐受副作用的患者；

（4）出现不可逆的副作用的患者；

（5）治疗过程中尿流率明显下降或剩余尿量明显增多的患者。

哪些药物可用于膀胱局部灌注或注射治疗？

在行为治疗和口服药物治疗无法改善症状或出现一些副作用时，应该考虑应用一些膀胱的局部治疗，目前已有一些药物进行了临床研究和临床工作，包括膀胱灌注RTX、透明质酸酶、辣椒辣素等改善膀胱过度活动症的局部症状，其主要作用就是参与膀胱感觉神经的传入，降低膀胱的感觉传入，对严重的膀胱感觉过敏者可试用；也有采用肉毒毒素进行逼尿肌内注射治疗的研究和应用，对严重的逼尿肌不稳定患者具有疗效。

哪些膀胱过度活动症患者应该行外科手术治疗？

随着治疗手段的不断改进，目前许多患者可通过一种方法或多种方法综合治疗获得良好的治疗效果，因此需要进行手术治疗的膀胱过度活动症患者较少，而且膀胱过度活动症患者的手术治疗指征应严格掌握，仅适用于严重低顺应性膀胱，膀胱容量极小，且造成上尿路积水或影响上尿路功能，经其他治疗无效的患者。术前建议行尿动力学检查，明确膀胱容量，必要时可以做一项利多卡因抑制试验，以了解膀胱是否还存在足够的储尿潜能，同时行膀胱测压，方法是应用4%的利多卡因麻醉膀胱后进行膀胱容量和压力的测定，如果膀胱容量能戏剧性地增加到150ml以上，且膀胱压力无明显升高，说明膀胱具有足够的储尿能力，可作进一步的保守治疗；如果膀胱容量确实很小，可考虑手术重建，手术方法包括扩大术和分流术，主要有逼尿肌横断术，自体膀胱扩大术，肠道膀胱扩大术，尿流改道术等。

膀胱过度活动症针灸治疗的主要穴位是哪些？

针灸治疗膀胱过度活动症的临床经验不多，有资料显示，针刺足三里、三阴交、气海、关元穴可有助于缓解症状。

膀胱过度活动症综合治疗的基本原则有哪些？

由于膀胱过度活动症病因不明，部分患者经一种方法治疗可能无效或效果不佳，因此可考虑综合多种方法进行治疗，其基本原则主要包括下列几方面：

（1）膀胱训练虽可单独施行，但与药物治疗合用更易为患者所接受；

（2）在药物治疗中，在一线药物的基础上，根据患者的情况配合使用其他药物。如对有明显神经衰弱、睡眠差及夜间尿频较重者增加镇静抗焦虑药物；对绝经后患者可试加用雌激素；对合并有轻度膀胱出口梗阻者，可与 α 受体阻滞剂合用；对症状较重，尤其合并有显著逼尿肌不稳定者，可配合使用 1~2 种不同治疗机理的逼尿肌收缩抑制剂；用药剂量可从较小的剂量开始，逐渐加量直到出现疗效或副作用；用药时间不宜过短，一般应持续用药 2 周后评估疗效（出现副作用者除外），直至症状完全控制后逐渐减量；

（3）A 型肉毒毒素、RTX 等膀胱局部治疗方法可在症状较重、且其他治疗效果不佳时考虑使用。

膀胱过度活动症行为治疗包括哪些内容？

膀胱过度活动症首选行为治疗，行为治疗包括膀胱训练，盆底肌训练，生物反馈治疗和催眠治疗等。膀胱训练的方法主要有二种，一种是不断增加排尿容量，通过延迟排尿的方法逐步增加每次排尿的容量，直至使每次排尿量大于 300ml，需患者切实按计划实施治疗，配合充分的思想工作，记录排尿日记。第二种方法是定时排尿，如白天定时 2~3 小时排尿一次和或夜间定时 3~4 小时排尿一次来减少尿失禁的发生率，伴有严重尿频的患者不适用于本治疗。盆底肌的训练包括提肛肌的收缩训练和耻骨肌的收缩训练，提肛肌的收缩锻炼为向上收提提肛肌，耻骨肌锻炼为排尿过程中主动中断排尿，之后再继续排尿的重复锻炼，二者均每日 3~4 次，每次至少进行 15~30 个动作，每个动作持续 10 秒以上，这样可明显减少尿失禁的发生并有助于尿道括约肌功能的恢复。生物反馈治疗和催眠治疗主要由医生和护士在医院内指导下完成。任何需要定期去诊所的治疗无论是需要专业人员的指导还是昂贵的设备，其投入的费用远高于家庭模式的治疗。在美国诊所内进行的 EMG 生物反馈治疗传统上是盆底肌治疗的一种。生物反馈治疗是一种通过提供患者关于该机体功能的信息来训练患者控制这一机体功能的方法。患有膀胱过度活动症的患者希望控制和增强盆底肌肉的力量。该信息可通过阴道内部的感受或通过机械设备发出的与肌肉活动相关的声音和视觉信号来检查直肠的生物反馈能力。

患者的动机和目标以及治疗人员的经验和能力在治疗成功率方面是十分关键的。但是，由于生物反馈仅仅是一种工具，一种操作技术，在肌肉强度和尿控方面的真正改善仍需依赖患者在医院或诊所外的工作。

哪些膀胱过度活动症患者不宜进行行为训练治疗？

行为训练治疗并不是每个患者都可以进行的，因此在对这些患者进行训练前，最好先进行一些膀胱功能的评估，排除一些明显低顺应性膀胱的患者，严重尿频的患者以及充盈期末逼尿肌大于40cmH$_2$O的患者，并且和患者充分沟通，做好一定的思想工作，让患者知道膀胱过度活动症的治疗需要一个较长的周期，需要患者的积极配合，必要时还需要做些家庭作业，如每天写排尿日记等等。在患者非常合作的情况下，行为治疗的效果才会比较明显。

哪些药物可以用来治疗膀胱过度活动症？

膀胱过度活动症的药物治疗主要包括四类药物：

（1）M受体拮抗剂：如奥昔布宁、曲司氯铵、索利那新、丙哌维林、普鲁本辛等。近年来，一种能够明显改善药物治疗的新药物（托特罗定）已经进入临床应用，而奥昔布宁的延长释放剂（氯化奥昔布宁制剂）在年底也获得FDA的批准上市。这些新药已经显著改变了膀胱过度活动症患者的治疗效果。托特罗定是一个复方的、竞争性的M受体拮抗剂，虽然在人体中药物的组织特异选择性没有得到直接的证实，但已有足够的证据表明其特异性的存在。该药是目前针对逼尿肌组织作用最强的药物，且副作用较少，耐受性好，故托特罗定成为美国治疗膀胱过度活动症最常用的处方药；

（2）镇静、抗焦虑药：丙米嗪、多滤平、安定等。尤其需要特别注意的药物就是丙米嗪，丙米嗪在下尿路方面有很多作用，包括增加膀胱颈部和后尿道的关闭及抑制膀胱过度活动。由于这些作用，丙米嗪经常被一些医生作为药物选择用于混合型尿失禁患者的治疗。虽然在儿童中仅仅推荐用于遗尿症，但是作为药物的选择同时加上标准的抗胆碱能药物，对于膀胱过度活动症可产生额外的效果。虽然这是一个有用的药物，但是使用时必须考虑到它的危险性，包括标准的抗胆碱能作用和心脏毒性作用。他具有强烈的致心律失常性，必须谨慎使用，尤其是老年患者；

（3）钙通道阻断剂：异搏停、心痛定；

（4）前列腺素合成抑制剂：消炎痛。

另外还有一些其他药物，如中草药制剂、黄酮哌酯等，疗效尚不确切，尚缺乏可信的试验报告。

预防保健篇

如何预防膀胱过度活动症？

平时保持心情舒畅，注意自身清洁，避免久坐，不要长期憋尿。可大量饮水，避免尿路感染。活动期间应养成2~3小时有一次排尿的习惯。

什么是正确的饮水方法？

最好喝温开水，饮用水的最适宜温度为10℃~13℃，过冷的水会引起胃肠道平滑肌痉挛，过热则损伤消化道黏膜；最好不要一次性摄入大量的水，可先喝一口水，润滑口腔黏膜，再分次下咽；饮水量因人而异，建议每日喝6~8杯水，避免睡前大量饮水，不要喝隔夜水。

膀胱过度活动症患者怎样进行心理调节？

临床诊治中，会经常遇到这样的患者：在即将上火车、登机、出发的时候，习惯地解一下小便，可不少人排尿后很快又有尿意，这就是精神作用的结果。精神紧张或与排尿相关的神经病变，均可引起神经系统反射紊乱，导致膀胱过度活动症的出现。精神性因素引起的尿频，一般表现为时多时少，明显有精神作用的"迹象"。在大量的膀胱过度活动症患者群中，有相当一部分是由于精神因素引起的。如：经常失眠、消化不良，或严重的神经衰弱，在睡觉之前常常小便频繁，这种情况多见于中老年女性；工作压力、生活紧张焦虑使神经系统无法松弛引起的膀胱过度活动症常见于上班族的白领男女性患者；有些患忧郁症或焦虑症的患者在空闲时不自主地要想到排尿，甚至带有一定强迫性，但一旦忙于工作或其他事情时尿频尿急的症状就消失了，说明注意力的转移对其也有一定的帮助。

膀胱过度活动症患者要配合医生做什么？

找一张纸，记排尿日记。排尿日记对膀胱过度活动症的诊断和治疗都十分重要。（附排尿日记）

排尿日记

日期	时间（h：m）	尿量（ml）	尿失禁	备注

膀胱过度活动症患者应注意什么样的生活方式？

　　注意水和饮料的摄入，每日喝6~8杯水或饮料，避免一次摄入大量的水。戒掉酒及所有含有咖啡因的食物和饮料。尽量在白天摄入大部分的水或饮料，临近夜晚时不再饮水。调整饮食：避免摄入刺激膀胱的食物和饮料，如咖啡、茶、巧克力及某些药物等。多摄入食物纤维，适度的液体摄入，建议规律的排便时间表，有便意时及时排便。

膀胱损伤

- ◆ 膀胱破裂的类型有哪些?
- ◆ 膀胱破裂的级别有几级?
- ◆ 什么时候膀胱容易受到损伤?
- ◆ 自发性膀胱破裂主要由什么原因引起?
- ◆ 医源性膀胱损伤的原因主要有哪些?
- ◆ ……

常识篇

膀胱破裂的类型有哪些?

膀胱破裂根据其受伤的原因主要可以分为自发性膀胱破裂、外伤性膀胱破裂、医源性膀胱破裂和锐器所导致膀胱贯通伤。其中,外伤性膀胱破裂是膀胱损伤四种类型中发生率最高的一种。在外伤性膀胱破裂中,根据腹膜与膀胱破裂的裂口关系可以分为腹膜外型膀胱破裂、腹膜内型膀胱破裂和混合型膀胱破裂。

1. 腹膜外型膀胱破裂

该型较多见,特点是膀胱壁破裂但腹膜完整,多发生于骨盆骨折时,且常伴有尿道损伤。往往严重的耻骨骨折端碎片会刺破膀胱并损伤尿道。尿液外渗到膀胱周围组织及耻骨后间隙并延伸到前腹壁的皮下,沿骨盆筋膜到盆底,或沿输尿管周围疏松组织蔓延到肾区。故此型腹痛范围广,但疼痛程度一般较轻。

2. 腹膜内型膀胱破裂

该型较少见但较腹膜外型严重,特点是膀胱壁破裂伴腹膜破裂,破裂的位置在膀胱顶附近腹膜。膀胱壁裂口与腹腔相通,尿液流入腹腔,早期引起的腹膜炎较轻,待发展至感染性尿性腹膜炎时,腹膜刺激症较明显。

3. 混合型膀胱破裂

有统计资料表明该型约占膀胱损伤的10%,常合并多器官损伤,预后多不佳。常由火器或利器所致的贯通伤引起。

膀胱破裂的级别有几级?

目前广泛采用美国创伤外科协会的分级，共分为5级

Ⅰ.膀胱壁血肿，损伤未穿透膀胱壁；

Ⅱ.腹膜外膀胱壁裂口＜2cm；

Ⅲ.腹膜外膀胱壁裂口＞2cm或腹膜内膀胱壁裂口＜2cm；

Ⅳ.腹膜内膀胱壁裂口＞2cm；

Ⅴ.腹膜外或腹膜内膀胱裂口扩大至膀胱颈部或输尿管口。

病因篇

什么时候膀胱容易受到损伤？

一般情况下，膀胱是不容易受到损伤的，因为它位于盆腔的深处，处于骨盆的保护之下。但当膀胱充盈时，其位置高于耻骨联合以上时，如果碰到下面的情况，则可能发生膀胱损伤：①下腹部受到突然的暴力作用；②发生骨盆骨折，骨折的断端可能刺破膀胱，导致膀胱破裂伤；③病理性膀胱，如肿瘤、结核、或者反复手术后的膀胱等；④火器和利刃导致的开放性膀胱损伤。⑤医源性膀胱损伤。

自发性膀胱破裂主要由什么原因引起？

自发性膀胱破裂大多数都是由于膀胱本身的病变引起，如膀胱结核、膀胱炎症、膀胱溃疡、膀胱肿瘤、膀胱憩室，以及既往有过膀胱放射性治疗史、膀胱外伤史、或者膀胱手术史等，此时的膀胱，膀胱壁较弱，如果遇到暴力很容易导致膀胱破裂。还有，饮酒也是导致自发性膀胱破裂的一个重要原因之一。醉酒时膀胱比较容易胀大，醉酒后腹壁的肌肉又比较松弛，患者又缺乏排尿意识。研究表明在自发性膀胱破裂中，腹膜内膀胱破裂约占93%。

医源性膀胱损伤的原因主要有哪些?

医源性膀胱损伤主要常见于膀胱镜检术、经尿道膀胱内碎石术、膀胱腔内B超检查，经尿道前列腺电切术，经尿道膀胱颈部电切术，经尿道膀胱肿瘤电切术，产科的分娩，盆腔和阴道手术，普外科的腹股沟疝（膀胱滑疝）修补时也可能发生。进行下腹部或者盆腔手术操作前，均应嘱患者排空膀胱或留置导尿管，保持膀胱空虚状态；切开腹膜前一定要将膀胱推开；术中遇到盆腔囊性包块应考虑是否为充盈的膀胱，切忌贸然切开。熟悉解剖及器械操作规程和术中检查中仔细轻柔操作，均是预防医源性膀胱损伤的关键。

为什么醉酒者容易发生膀胱破裂?

患者饮酒后血管扩张，肾小管对水的重吸收减少，流入膀胱的尿液比平常显著增加。醉酒者由于昏睡不能排尿，膀胱却仍在不断充盈着，使膀胱壁持续变薄。此刻如有增加膀胱压力的因素，如患者从床上掉下、翻身、甚至咳嗽等，就有可能发生膀胱破裂。膀胱破裂时虽然会出现剧烈的下腹疼痛，但由于酒精的麻醉及患者处于昏睡状态，对疼痛已经不敏感，特别在开始时可能无明显感觉。待患者清醒后往往腹痛已经蔓延全腹，而且醉酒者自己也说不清楚是哪里不适，这给医生的诊断增加了一定的困难，并有可能将病情延误。有研究表明，有很少一部分患者其在醉酒后会发生膀胱自发性破裂，此时的膀胱破裂类型多为腹膜内膀胱破裂，一般裂口较大，尿液进入腹腔较多，腹膜炎发展迅速，死亡率高。所以如果家中有醉酒者久睡不醒，应及时设法让他排尿后再睡，还要防止他从床上翻滚下来，一旦发现腹痛应及时就医。

引起自发性膀胱破裂最常见的疾病是什么？

结核性膀胱自发破裂虽较少见，其发生率却在自发性膀胱破裂中占首位，应当引起临床医师的重视，膀胱结核发生自发破裂的原因主要由于结核的病变常累及膀胱全层，如有下尿路梗阻及腹内压突然增高的因素，即可引起破裂。结核性膀胱自发破裂几乎均属腹膜内型。破裂的部位多在膀胱顶部或后壁。这可能与该部缺乏周围组织的支持，是膀胱膨胀时最薄弱点有关。破裂的大小从针粗至杯口不等。对于膀胱结核引起的自发性膀胱破裂一旦确诊后应当尽早进行手术治疗，术后需要配合全身的抗痨药物治疗。

症状篇

膀胱损伤的临床表现主要有什么？

1. 血尿和排尿障碍

肉眼血尿是膀胱损伤患者的主要症状，另有5%~15%为镜下血尿。膀胱破裂后，可因括约肌痉挛、尿道为血块所堵塞、尿外渗到膀胱周围或腹腔内等情况而无尿液自尿道排出，膀胱全层破裂时导尿常仅见少量血性尿液；

2. 腹痛、腹胀

下腹部或者耻骨区疼痛和腹壁强直症状，程度较急腹症轻。主要是尿外渗在膀胱周围，耻骨后间隙，或者尿液漏入腹腔导致局部组织的刺激引起；

3. 休克

合并其他脏器损伤或合并骨盆骨折大出血是引起休克的主要原因。膀胱裂伤感染性尿液外渗或腹膜炎控制不力，可引起感染性休克；

4. 尿瘘

在开放性膀胱损伤，伤口有尿液流出。如与直肠、阴道相通，则可经肛门、阴道排出血性尿液；

5. 氮质血症

多发生于腹膜内型膀胱破裂，常由大量尿液流入腹腔尿素被腹膜吸收引起。

自发性膀胱破裂的症状主要有哪些？

自发性膀胱破裂发病急，病情复杂，容易和其他急腹症相混淆，例如：溃疡病穿孔、急性阑尾炎、绞窄性肠梗阻等。其临床表现主要有：

（1）急性下腹部疼痛，常常在用力排尿、排便、举重物时发生，可能会伴有恶心、呕吐、腹胀、发热、畏寒等症状；腹痛多呈持续性、弥漫性，腹肌紧张、压痛、反跳痛显著；

（2）排尿困难，用力排尿时不能排除，或者仅能排除少量血性液体；

（3）腹腔穿刺抽液检查有红、白细胞，蛋白可呈阳性，氮的含量增高；

（4）导尿、注水试验发现液体出入不符，出量明显少于入量或抽出血性尿液。

膀胱损伤时腹痛、腹胀有何特点？

腹膜内型膀胱破裂病程初期，尿液流入腹腔所造成的腹膜刺激症状可能较轻，只有当发展为感染性尿液性腹膜炎时腹痛、腹肌紧张等急腹症才变得明显，尿性腹水情况下出现腹部膨胀。腹膜外型膀胱破裂时，尿液经膀胱破口溢出，与血液混合积聚于盆腔疏松组织间隙中，表现为下腹部疼痛，但程度较急腹症（如急性阑尾炎、肠梗阻）为轻，但疼痛范围较广，出现肿胀、疼痛。伴有骨盆骨折时疼痛更明显。

膀胱损伤临床表现的影响因素有哪些？

轻度的膀胱挫裂伤可无明显症状或仅有轻度的下腹部疼痛及轻微血尿，症状多短期内消失。膀胱壁全层破裂时，根据膀胱破口所在的位置、大小、受伤后的时间以及有无合并其他脏器的损伤有着各自不同程度的症状。

诊断和鉴别诊断篇

膀胱损伤首选的诊断方法是什么？

诊断膀胱损伤最有价值的方法是膀胱造影。膀胱造影的方法是：经尿道置入导尿管后向膀胱内注入浓度15%~30%的造影剂，夹闭导尿管后给患者进行前后位和侧位的拍片；然后开放导尿管，再次摄片，根据造影剂有无外溢，可以诊断有无膀胱破裂。如果膀胱破裂并发尿道断裂无法留置导尿管时，可以通过耻骨上膀胱造瘘来完成检查。但是要注意的是，如果膀胱损伤后，膀胱内有大量的血块，可能会出现血块阻塞破口导致膀胱造影出现假阴性的结果，膀胱造影前需行碘试验。

膀胱破裂伤后如何行膀胱造影检查？

膀胱造影作为膀胱破裂的可靠检查方法，其正确率可以达到85%~100%。在注入造影剂前，先拍摄前后位和左右斜位X线片各一张，然后经过导尿管注入造影剂50~100ml再拍摄前后位及左右斜位片，如膀胱有较大的破裂口，可显示造影剂外溢的情况，如为阴性，可向膀胱内再注入照影剂，增加膀胱内压力，可见造影剂经膀胱破裂外溢，然后吸尽造影剂，用生理盐水冲洗膀胱内残留造影剂，再拍X线片一张，这对诊断膀胱前后壁的小裂口有重要意义。腹膜外型膀胱破裂可见膀胱周围出现火焰状影像学表现。腹膜内膀胱破裂，因造影剂大部分进入腹腔，可见片子上膀胱内少量造影剂留存影像。

尿道损伤如何与膀胱损伤进行鉴别？

尿道损伤多发生在骑跨伤或者骨盆骨折后，骨盆骨折常致前列腺部或膜部尿道损伤。骑跨伤常致球部尿道损伤。患者可能会有排尿困难，严重肉眼血尿，尿外渗症状等，与膀胱损伤的症状比较相似。需要引起医务人员的重视。可以行肛门指诊，尿道造影，诊断性导尿等方法来鉴别。

如果怀疑膀胱损伤，我们可以做哪些检查？

如果怀疑膀胱损伤后我们根据患者的情况和医院的条件行如下检查：

（1）尿常规检查，可以初步筛查有无泌尿系统的损伤；

（2）导尿检查，如果能引流出清亮的尿液，可以初步排除有膀胱损伤，但是如果不能导出尿液或者仅仅能流出少量液体则要高度怀疑膀胱破裂；

（3）膀胱注水试验，通过导尿管向膀胱内注入300ml生理盐水，5分钟后吸出，如果出入量相近则可以排除膀胱破裂，但是如果出量明显减少则要高度怀疑膀胱破裂；

（4）腹腔穿刺，如有腹水症可行腹腔穿刺。如抽得多量血性液体，可测定其尿素氮及肌酐含量。如高于血肌酐和尿素氮，则可能是外渗之尿液；

（5）膀胱造影，是最有价值的检查方法；

（6）CT、MRI检查，不作为膀胱损伤的首选检查，但是复合伤时候可以发现合并的腹腔脏器的损伤；

（7）如果怀疑有肾脏、输尿管的合并损伤时可以行排泄性泌尿系统造影检查（KUB+IVP）。

治疗篇

膀胱破裂的早期治疗主要包括哪些？

膀胱破裂的早期治疗包括如下方面：

（1）休克的防治，休克的预防和治疗是外伤性患者最重要的急救措施，包括开放静脉通路、输血、输代血浆制品、升压药物的使用等，使得患者脱离休克状态，特别是在抢救骨盆骨折引起膀胱破裂的患者时尤其重要；

（2）急诊外科手术，当应用保守的治疗方法后，患者症状没有明显改善，生命体征不稳，尿外渗症状加重或者膀胱破裂合并盆腔、腹腔内其他脏器损伤时，需要急诊手术进行治疗，手术的主要目标为充分引流尿液、控制出血、膀胱裂口的修补和外渗液的彻底引流。

膀胱破裂伤在哪些情况下不需要手术治疗？

膀胱破裂伤并不是都需要手术治疗的。其非手术治疗原则主要包括以下几点：

（1）证实膀胱破裂，但不合并需要手术探察的其他损伤；

（2）必须早期诊断明确，最好是在12小时内确诊；

（3）保守治疗过程中无明显的尿路感染症状，为预防感染，常规保守治疗应该用广谱抗生素至少2周以上；

（4）留置18F以上导尿管保持尿路通畅；

（5）患者必须住院观察，要注意观察患者的生命体征，控制患者出血和尿外渗的情况；

（6）如发现患者情况恶化或者保守治疗无效时，需要及时的进行手术干预。

膀胱穿通伤如何治疗？

膀胱穿通伤都应该进行手术探察。探察的主要目的是修补受损的脏器，取出异物。手术中应该打开膀胱认真地探察后进行修补，膀胱壁的破损可以分层修补，破入腹腔的裂口应从腹腔内关闭，同时注意有无合并腹腔脏器的损伤。探察膀胱时，要注意有无膀胱三角区，膀胱颈部，输尿管的损伤。因为有大约30%的膀胱穿通伤可合并有输尿管不同程度的损伤，当术中怀疑时，应用输尿管导管试插，必要时留置双J管，膀胱修补后常规应行耻骨上膀胱造瘘。

膀胱破裂伤手术在患者身上会留下哪些切口？

膀胱破裂伤基本的手术入口为：下腹部耻骨正中切口，依次切开皮肤、皮下组织、腹直肌前鞘，钝性分离及牵开腹直肌以显露膀胱前间隙，然后进行手术操作。术中要行耻骨上膀胱造瘘，和盆腔的引流。所以一般患者下腹部正中会有一个10cm左右的切口，下腹部可能会有一个膀胱造瘘和盆腔引流管的引出小切口，也有医生会在下腹部切口处引出造瘘管和引流管，这样患者腹部只会有一处切口。

腹膜外型膀胱破裂伤如何手术治疗？

腹膜外型膀胱破裂：多数腹膜外型膀胱破裂即使存在广泛腹膜后或阴囊渗出，仅留置导尿管2周即可。但如有累及膀胱颈或伴随直肠损伤者，必须手术治疗。近年来开放固定和内固定的方法治疗骨盆骨折。必要时切开膀胱前壁探查膀胱内部，证实破裂部位及大小。去除坏死组织后，裂口内层黏膜必须用可吸收缝线缝合。缝合时应注意避免缝扎输尿管。如裂口在膀胱颈部缝合有困难时，不必勉强缝合，术中要做耻骨上膀胱造口术并彻底引流膀胱前间隙后。膀胱裂口修复后，留置保留导尿管1周左右后再拔除。如腹壁、腰部、坐骨直肠窝、会阴、阴囊甚至股部有尿外渗时，必须彻底切开引流以免继发感染。

腹膜内膀胱破裂伤如何进行手术治疗？

腹膜内膀胱破裂：切开腹膜，吸尽腹腔内的液体，首先探察腹腔内脏器有无损伤，然后探查膀胱颈部及后壁有无损伤，同时可在腹膜反折下切开膀胱前壁并观察膀胱内部，寻找到两个输尿管口及尿道内口，必要时可静脉注射靛胭脂5ml，10分钟后观察有无管口排蓝以排除有无合并输尿管损伤，分离膀胱裂口周围腹膜，膀胱可用2-0可吸收线全层缝合，在将浆肌层内翻缝合一层，腹膜可用1-0线缝合。修复裂口后如检查未发现腹腔内脏损伤，即缝合腹膜。在膀胱前壁做高位造瘘。并引流膀胱前间隙。

膀胱破裂伤的手术中需要注意哪些要点？

膀胱破裂伤的手术需要注意以下几点：

（1）手术中要探察有无其他脏器的合并损伤，膀胱破裂通常合并其他脏器的损伤，有时候膀胱破裂伤和腹腔脏器的损伤和体征相互掩盖，在手术前不容易明确诊断，所以在进行手术的时候必须全面细致的探察，以免导致严重的术后并发症；

（2）手术中寻找膀胱破裂口是手术的关键，由于裂口的原因，膀胱为空虚状态在加上周围组织的损伤，有时膀胱破裂口难以寻及，尤其是膀胱后壁和颈部的裂口较难找到，必要时可以膀胱内注入美蓝溶液或者切开膀胱探察，一般都能发现裂口；

（3）修补裂口时要注意将裂口周围挫伤的、坏死的组织切除，这样有利于裂口修复后的愈合，修补后必须由造瘘管或者导尿管注入生理盐水250ml左右，观察有无漏液、有无遗漏的裂口。

膀胱破裂的并发症有哪些？如何处理？

膀胱破裂后主要的并发症及其处理如下：

（1）盆腔和腹腔脓肿的形成是大多数膀胱破裂后引起的严重并发症之一，多是由于受伤后漏诊和尿外渗未得到及时的处理；处理是及时的切开或者穿刺后充分引流，以及有效抗生素的使用，这些均是治疗的关键；

（2）膀胱造瘘管滑脱，造瘘管周围及伤口漏尿；造瘘管的位置可以通过膀胱造影或者膀胱镜检查后调整，保持造瘘管的通畅和正常位置是预防漏尿的最好办法；

（3）持续的膀胱痉挛；可口服抗胆碱药来控制。

预防保健篇

预防膀胱损伤老年人要注意些什么？

我们知道，随着老年人自身机体功能的衰退，体内代谢及器官功能会出现一定障碍，比如钙流失导致骨质疏松发生率升高，老年男性排尿障碍发生尿潴留的几率增加。老年人在活动时稍不注意骨折就可能发生，髋部骨折居于老年人常见骨折的首位，充盈的膀胱容易受到骨折碎片的影响而损伤。中老年男性由于前列腺增生、尿道狭窄等问题的出现，如果没有引起充分的认识，膀胱内往往已经容纳较多尿液，此时若在饮酒后腹壁的肌肉比较松弛的同时又缺乏排尿意识或不小心滑倒等情况时就很容易发生膀胱破裂。因此，对于中老年人来说要适当补钙和适量运动，运动以舒缓的运动方式为主。如果发现自己排尿出现问题，应及时去医院检查。外出活动时预防跌倒滑倒，对于容易发生尿潴留患者，饮酒时切忌醉酒，一旦发现排尿困难应及时去医院就诊。

憋尿会让膀胱破裂吗？

尽管膀胱正常的容量为350~500ml，在憋尿时可到达800ml甚至更多，对于慢性尿潴留患者容量会更大。当患者膀胱长期处于残余尿多或因其他疾病而突发排尿困难并伴有下腹疼痛时，说明膀胱内的压力已经足够大了，这时如果受到外力影响致使腹部压力增高就有可能发生膀胱破裂的情况，临床上有过个案报道。因此，我们应该养成按时排尿，注意尽量不要憋尿，万一憋尿时避免腹部受到压力，尤其对于因前列腺增生、尿道狭窄等因素而导致的慢性尿潴留患者，千万不可憋尿，如果憋尿后出现排尿困难时应及时去医院就诊。

膀胱损伤后如何进行日常护理？

膀胱自身有较强的愈合能力，当膀胱损伤仅为挫伤或破裂程度较小时，在排除手术指征后可予以保守治疗，包括留置导尿、合理应用抗生素及必要时住院观察等，同时嘱患者多饮水、注意休息、清淡饮食。当膀胱损伤为开放性损伤或膀胱破裂较为严重时，则需要手术进行干预，通常行耻骨上膀胱造瘘。术后除了要多饮水、注意休息、清淡饮食外，还应注意防止造瘘管的脱出和预防尿路感染，定期复查及合适时间自行排尿后去掉造瘘管。

神经源膀胱

◆ 什么是神经源膀胱?

◆ 正常排尿的神经肌肉调节是如何进行的?

◆ 膀胱及尿道的神经支配情况如何?

◆ 神经源膀胱在人群中的发病率高吗?

◆ 神经源膀胱在男女性别间发病有明显差别吗?

◆ ……

常识篇

什么是神经源膀胱？

控制排尿功能的中枢神经系统或周围神经受到损害而引起的膀胱尿道功能障碍称为神经源膀胱。新版的《吴阶平泌尿外科学》称其为"下尿路神经肌肉失调"，但"神经源膀胱"这一称谓仍被广泛采用。

正常排尿的神经肌肉调节是如何进行的？

正常排尿是一种受意识控制的神经性反射活动。当尿量达到300~400ml，膀胱内压升至60~70cm H_2O 左右时，逼尿肌受到机械膨胀的刺激，刺激的冲动通过副交感神经的感觉纤维，反映到脊髓反射弧，同时经脊髓内薄束传导至大脑的高级排尿中枢，产生尿意，随后高级排尿中枢将运动冲动下传至低位的骶髓排尿中枢，再经盆神经、副交感神经传出纤维，到达膀胱，使膀胱逼尿肌收缩、尿道括约肌舒张，从而使尿液排出。排尿过程中，此传导环路持续进行，形成正反馈调节，直至尿液排空。排尿的顺利进行，有赖于逼尿肌、尿道内括约肌以及尿道外括约肌的协调运动，一旦控制排尿功能的神经系统的某一环节受到损害，此种协调性将被破坏，导致排尿功能障碍。

膀胱及尿道的神经支配情况如何？

膀胱逼尿肌和尿道内括约肌受交感神经和副交感神经支配。副交感神经纤维由2~4骶髓发出，经盆神经到达膀胱，它的兴奋可使逼尿肌收缩、尿道内括约肌松弛，从而促进排尿。交感神经纤维是由腰髓发出，经腹下神经到达膀胱。它的兴奋则使逼尿肌松弛、尿道内括约肌收缩，阻抑尿的排放，但在排尿活动中交感神经的作用比较次要。尿道外括约肌受由骶髓发出的阴部神经支配，属于躯体神经，它的兴奋可使尿道外括约肌收缩，这一作用受意识控制。至于尿道外括约肌的松弛，则是由阴部神经活动的反射性抑制所造成的。

同时上述三种神经也分别含有传入纤维。传导膀胱充胀感觉的传入纤维在盆神经中；传导膀胱痛觉的纤维在腹下神经中；而传导尿道感觉的传入纤维在阴部神经中。

神经源膀胱在人群中的发病率高吗？

神经源膀胱病因复杂，多种先天性及后天性疾病都可引起该病。目前，国内尚无相关的流行病学调查，但随着糖尿病、脑血管疾病等慢性疾病发病率的升高，神经源膀胱的发病率也会随之升高。

神经源膀胱在男女性别间发病有明显差别吗？

神经源膀胱的病因复杂，先天性疾病（如脊柱裂等）、后天性疾病（如糖尿病、脑中风、梅毒等）以及外伤、手术、药物都可引起。因此男女发病的差别不明显。

神经源膀胱是如何分类的？

神经源膀胱可分别根据膀胱充盈时有无逼尿肌抑制性收缩和原发病的解剖部位进行分类，依膀胱充盈时逼尿肌有否抑制性收缩分成二类：

1. 逼尿肌反射亢进型

逼尿肌对刺激的反应有反射亢进现象，在测量膀胱内压时出现无抑制性收缩，膀胱内压可高达19.72kPa（200cm H_2O）以上（正常应在6.9kPa即70cm H_2O 以下）。可伴或不伴尿道括约肌的功能障碍；

2. 逼尿肌无反射型

逼尿肌对刺激无反射或反射减退。在测量膀胱内压时不出现无抑制性收缩。可伴或不伴尿道括约肌的功能障碍。

依据原发病的解剖部位分类可分为脊髓上损害、脊髓损害、周围神经损害、多发性硬化症所致的神经源膀胱和特发性自主神经功能不全。

第一种分类方法较好地反映膀胱尿道功能，对治疗的选择有较大意义，第二种分类方法在选择病变部位和发病机制上更具优越性。

病因篇

引起神经源膀胱的原因有哪些？

神经源膀胱的病因较复杂，主要包括以下几个方面：

（1）脊髓或颅脑损伤；

（2）中枢神经系统的手术或广泛盆腔手术，如直肠癌根治术、子宫癌根治术、盆腔淋巴结清除术等；

（3）先天性疾病：如脊柱裂、脊髓脊膜膨出等；

（4）药物作用，对交感、副交感神经功能有影响的药物如普鲁本辛、阿托品、酒、尼石丁以及用于降血压、脱敏、抗组织胺等药物均可影响排尿中枢神经；

（5）某些疾病，糖尿病、梅毒、脊髓灰质炎、脑炎、脊髓炎等可导致神经源膀胱的发生；

（6）原因不明。

糖尿病患者为什么会发生神经源膀胱？

糖尿病引起神经源膀胱的具体发病机制还不完全清楚，目前认为主要是糖尿病外周神经病变引起。外周神经病变是糖尿病患者的常见并发症之一，糖尿病患者出现四肢深感觉（如位置觉）或浅感觉（如触觉）异常，就是外周神经病变的一种表现形式，同样的道理，如果累及支配膀胱的神经，就可引起膀胱功能障碍。

梅毒是如何引起神经源膀胱的？

梅毒是一种系统性疾病，按临床表现与病程发展可分为Ⅰ期梅毒、Ⅱ期梅毒、Ⅲ期梅毒，其中Ⅰ期梅毒主要表现为硬下疳，Ⅱ期梅毒系Ⅰ期梅毒未治疗或治疗不规范，梅毒螺旋体由淋巴系统进入血液循环大量繁殖播散而出现的症状。可侵犯皮肤、黏膜、骨、内脏、心血管及神经系统，虽然神经系统症状较轻或少见，但一旦支配膀胱的神经受到累及，则可影响膀胱功能。

神经源膀胱的发生与遗传有关系吗？

虽然多种先天性疾病如脊柱裂、脊髓脊膜膨出、骶骨畸形、骶骨发育不良等可以引起神经源膀胱，但目前尚无明确报道患有神经源膀胱的患者子女亦有神经源膀胱发生增加，因此神经源膀胱的发生与遗传尚无明确的关系。

脊柱裂、脊髓脊膜膨出等先天性畸形导致神经源膀胱的机理是什么？

脊柱裂主要是胚胎在母体内发育时，神经管的发育发生障碍，所致基本病理改变为脊柱的棘突及椎板不同程度的缺如，使椎管闭合不全，椎管内容物直接与椎管外组织邻接甚至突出到椎管外，引起脊髓脊膜膨出。病变可涉及一节或多节椎骨，常伴神经系统或其他系统的畸形，神经系统畸形导致神经源膀胱的发生。骶骨畸形、骶骨发育不良等先天性疾病也可影响脊髓及脊神经的发育导致神经源膀胱。

神经源膀胱为何有逼尿肌反射亢进与逼尿肌无反射两种不同表现？

逼尿肌反射亢进与逼尿肌无反射两类神经源膀胱的发生机制类似于痉挛性瘫痪与松弛性瘫痪，与四肢的肌肉一样，膀胱的肌肉也是由高级中枢和低级中枢控制，高级中枢（大脑）对低级中枢（骶髓）的活动进行调节，如果低级中枢受到损伤，膀胱肌肉失去神经调节，就产生逼尿肌无反射，相反，如果高级中枢受到损伤，失去对低级中枢的抑制作用，从而导致逼尿肌反射亢进。

除了神经源膀胱外，其他原因可以引起逼尿肌不稳定吗？

除了神经源膀胱以外，多种原因（如前列腺增生症等）引起的膀胱出口梗阻以及泌尿生殖系统感染等也可引起逼尿肌的不稳定，因此逼尿肌不稳定不能等同于神经源膀胱。

神经源膀胱与膀胱过度活动症的发病原因有何不同？

神经源膀胱的发病原因前面已有所述及，不管是先天性原因还是后天性原因，不管是外周性因素还是中枢性因素，归根到底都是神经因素。而膀胱过度活动症是一个独立的征候群，它可以有神经性因素引起，另外临床上的许多疾病也可出现膀胱过度活动症症状，如各种原因引起的膀胱出口梗阻、神经源性排尿功能障碍和各种原因所致的泌尿生殖系统感染等，最后，尿道及盆底肌功能异常、精神行为异常，激素代谢失调等也可引起膀胱过度活动症。

神经源膀胱可以与良性前列腺增生症同时存在吗？

神经源膀胱可以与良性前列腺增生症同时存在，但这并不是说神经源膀胱可以导致良性前列腺增生症或者良性前列腺增生症可以导致神经源膀胱，或者两者互为诱因。两种疾病之所以可以合并存在，是因为某些情况下，比如老年男性，既是前列腺增生症的高发人群，又是糖尿病、脑中风（都可以导致神经源膀胱）等疾病的高发人群，多种疾病状态可以共存于同一个体，而导致神经源膀胱与良性前列腺增生症共存。

症状篇

神经源膀胱常见的症状有哪些？

神经源膀胱概括的来说，逼尿肌反射亢进型，膀胱内压力明显升高，多表现为尿频、尿急、尿失禁等尿路刺激症状；逼尿肌无反射型，膀胱收缩乏力，膀胱内残余尿增加，多表现为排尿困难、尿潴留以及充溢性尿失禁。

神经源膀胱对机体最严重的危害有哪些？

神经源膀胱对机体最严重的危害是上尿路并发症，包括肾积水、肾盂肾炎以及肾功能衰竭，膀胱内压力增高或残余尿增多，以及由此产生膀胱输尿管反流，可使上尿路（肾盂、输尿管）尿液引流不畅，引起上尿路并发症，防治上尿路并发症、保护肾功能是神经源膀胱治疗的首要目的。

神经源膀胱患者一定会有尿失禁吗？

不一定。不论是逼尿肌反射亢进型还是逼尿肌无反射型神经源膀胱，都可能发生尿失禁，前者属于急迫性尿失禁，后者属于充盈性尿失禁。神经源膀胱表现复杂，尤其是逼尿肌无反射型发病早期，残余尿量未达到发生充盈性尿失禁的水平，则不会有尿失禁。

神经源膀胱患者尿失禁的发生机理相同吗？

神经源膀胱尿失禁产生机理较复杂，尿失禁从表现上可分为真性、压力性、急迫性以及充溢性尿失禁四类，从流体力学角度分析，有膀胱压力增加、尿道阻力降低和上述两种的不同组合。逼尿肌反射亢进型，膀胱内压力明显增加，尿频、尿急等尿路刺激症状明显，为急迫性尿失禁。逼尿肌无反射型，膀胱内残余尿增加，为充溢性尿失禁。

神经源膀胱患者一定会有残余尿增加吗？

不一定，神经源膀胱有逼尿肌反射亢进型和逼尿肌无反射型两类，前者逼尿肌发生无抑制性收缩，膀胱内压力增高，如果逼尿肌与尿道括约肌功能仍协调，则不会有残余尿产生，如果逼尿肌与尿道括约肌功能失调，则可产生残余尿。逼尿肌无反射型神经源膀胱，逼尿肌收缩乏力，膀胱内残余尿会增加。

神经源膀胱患者容易并发尿路感染吗？

神经源膀胱患者，尤其是残余尿增加的情况下，尿液的滞留为细菌的生长提供了条件，因此容易并发尿路感染。膀胱内压力增高或残余尿增多导致上尿路尿液引流不畅，引发的肾积水和肾盂肾炎是神经源膀胱的严重并发症，可影响肾功能。

诊断与鉴别诊断篇

诊断神经源膀胱需明确哪三方面的内容？

神经源膀胱的诊断需要确定两方面的内容：

（1）排尿功能障碍是否为神经病变所引起；

（2）需明确是哪种神经源膀胱，即逼尿肌反射亢进型还是逼尿肌无反射型，以确定治疗方案；

（3）原发神经病变的明确诊断，包括病变性质、部位、程度等。

诊断神经源膀胱常用的辅助检查手段有哪些？

一系列的影像学检查，如静脉尿路造影（排泄性尿路造影）、超声、膀胱造影和尿道造影检查有助于评价神经源膀胱继发的损害和疾病进展，并可显示尿路结石。膀胱尿道镜检查可确定膀胱流出道梗阻的程度。在低张性膀胱恢复期进行系列的膀胱内压描记检查，可提供逼尿肌功能能力指数，进而表明康复前景。排尿流率的尿流动力学测定，肌电图以及尿道压力图检查，均有助于诊断。

如何确定排尿功能障碍是否为神经病变所引起？

可根据病史和相关体格检查了解排尿功能障碍是否由神经病变引起。

病史方面，包括：①了解排尿功能障碍是否伴有排便功能紊乱（如便秘、大便失禁等）；②注意有无外伤、手术、糖尿病、脊髓灰质炎等病史或药物应用史；③注意有无尿意、膀胱膨胀等感觉的减退或丧失，如膀胱的感觉有明显减退或丧失，可考虑神经源膀胱。

体格检查方面，包括：①检查有无会阴部感觉减退，肛门括约肌张力减退或增强等，来诊断神经源膀胱，但缺乏这些体征也不能排除神经源膀胱的可能；②注意有无脊柱裂、脊髓脊膜膨出、骶骨发育不良等畸形；③检查有无残余尿和下尿路机械性梗阻情况；④电刺激脊髓反射试验，此法主要试验膀胱和尿道的脊髓反射弧神经是否完整（即下运动神经元有无病变）以及自大脑皮质至阴部神经核（脊髓中枢）的神经元有无病变（上运动神经元有无病变）；该试验可诊断是否存在神经源膀胱，还可以用以区分下运动神经元病变（逼尿肌无反射）和上运动神经元病变（逼尿肌反射亢进）。

哪些特殊的体征可提示存在神经源膀胱？

体格检查在神经源膀胱的诊断与鉴别诊断中占有重要地位，具有诊断价值的体征有：

（1）注意有无脊柱裂、脊膜膨出、骶骨发育不良等畸形；

（2）当有会阴部感觉减退，肛门括约肌张力减退或增强时就可确诊为神经源膀胱，但缺乏这些体征不能排除神经源膀胱的可能；

（3）电刺激脊髓反射试验，此法主要用于确定膀胱和尿道的脊髓反射弧是否完整（即下运动神经元有无病变）以及自大脑皮质至阴部神经核（脊髓中枢）的神经元有无病变（上运动神经元有无病变）。即可诊断是否为神经源膀胱，又可区分逼尿肌无反射型和逼尿肌反射亢进型；

（4）冰水试验：将 F16 导尿管排空膀胱，快速注入 60 毫升 4℃ 左右的冰水，如系逼尿肌反射亢进型膀胱，在数秒钟内，冰水（可同导尿管一起）从尿道中喷射出来；逼尿肌无反射型膀胱，冰水可从导尿管缓慢自行流出。

尿动力学检查在神经源膀胱诊断中有何意义？

相对于患者对自身排尿情况的主观描述来说，尿流动力学检查包括尿流率测定、膀胱内压测定、尿道内压测定以及尿道阻力测定等是反映患者排尿功能及逼尿肌与尿道括约肌功能状态的客观指标，因此在神经源膀胱的诊断与鉴别诊断中具有特殊价值。

静脉尿路造影在神经源膀胱的诊断中有哪些价值？

静脉尿路造影不但可以明确泌尿道形态，还可以反映患者肾功能情况。神经源膀胱并发症包括有肾积水、肾盂肾炎及肾功能衰竭，静脉尿路造影可较好地反映上尿路功能结构，对明确神经源膀胱的疾病进展情况具有重要价值。

神经源膀胱容易与哪些疾病混淆？

神经源膀胱临床表现复杂，可与多种泌尿系统疾病有相似的临床表现，概括起来主要需要与以下几种疾病相鉴别：

1. 下尿路非特异性感染

是女性常见的泌尿系统疾病，同样具有与神经源膀胱相似的尿频、尿急、尿痛症状，严重时可出现急迫性尿失禁，尿常规中白细胞、红细胞增高，尿动力学检查也可有逼尿肌无抑制收缩，但患者无神经源膀胱的原发病变，经抗生素治疗基本有效；

2. 压力性尿失禁

是中老年妇女的常见病，典型的临床表现为腹压增高情况（如咳嗽、大笑、举重等）下出现尿漏，大多由于盆底肌松弛引起，尿路造影检查可显示膀胱及尿道解剖结构的改变，一般不难与神经源膀胱鉴别；

3. 良性前列腺增生症

多发于50岁以上男性，典型症状为尿频、尿急、排尿困难，多有逼尿肌反射亢进，较易与神经源膀胱鉴别，但须警惕两者并存的情况；

4. 尿道狭窄

各种原因引起的尿道狭窄可有排尿困难，残余尿增多以及充溢性尿失禁，多有尿道外伤史，结合尿道造影检查，与神经源膀胱鉴别一般无困难。

如何鉴别逼尿肌反射亢进与逼尿肌无反射两类神经源膀胱？

多种方法可用来鉴别神经源膀胱伴有逼尿肌反射亢进或无反射：

（1）在测量膀胱内压时，观察是否有无抑制性收缩；必要时采用站立位测压、咳嗽、牵拉导尿管等激发方法。如出现无抑制性收缩即属逼尿肌反射亢进一类。否则，属逼尿肌无反射一类。本试验是分类的主要依据之一，但是在下列情况下，如①膀胱有炎症、结石、肿瘤及下尿路梗阻（如前列腺增生）时，非神经源膀胱患者也可出现无抑制性收缩，②逼尿肌反射亢进患者在仰卧位测压时，部分患者需激发才出现无抑制性收缩；

（2）冰水试验：用F16导尿管排空膀胱后，快速注入60毫升4℃冰水。如系逼尿肌反射亢进膀胱，在数秒钟内，冰水（可同导尿管）从尿道中喷射出来；逼尿肌无反射膀胱，冰水可以从导尿管缓慢流出；

（3）肛门括约肌张力：肛门括约肌松弛者属逼尿肌无反射一类；

（4）尿道闭合压力图：最大尿道闭合压力正常或高于正常者属逼尿肌反射亢进型，最大尿道闭合压力低于正常者属逼尿肌无反射型；

（5）尿道阻力测定：正常尿道阻力为10.6kPa（80mmHg）。逼尿肌无反射者尿道阻力低于正常。

如何鉴别神经源膀胱与良性前列腺增生症？

神经源膀胱与良性前列腺增生症都可有尿频、尿急、排尿困难、逼尿肌反射亢进及残余尿增多，后者多发于50岁以上男性，尿频、尿急、排尿困难症状进行性加重，指诊前列腺增大、质地韧、无结节，结合B超、PSA检测可明确诊断。但某些情况下，如老年男性伴有脑血管疾病或糖尿病，两者可合并存在，需要通过详细的病史、仔细的查体及必要的辅助检查做出明确的诊断，合并神经源膀胱的良性前列腺增生患者，手术后效果一般不甚理想。

治疗篇

神经源膀胱总的治疗原则是什么？

治疗神经源膀胱的首要目的是保护肾脏功能，防止肾盂肾炎，肾积水影响肾功能；其次是改善排尿症状，减轻患者生活上的痛苦。治疗的具体措施，包括采用各种非手术或手术方法减少剩余尿量，剩余尿量减少到50ml以下可明显减少尿路并发症。但必须注意的是，某些逼尿肌反射亢进型神经源膀胱，患者虽无剩余尿量或极少量剩余尿，但仍发生肾盂积水、肾盂肾炎、肾功能减退等并发症。这是因为这些患者在排尿时逼尿肌发生收缩强烈，膀胱内压可高达19.72kPa（200cmH$_2$O）或以上，这些病员需及早进行治疗，解除下尿路梗阻。

神经源膀胱的非手术疗法有哪些？

1. 间歇导尿或连续引流

在脊髓损伤后的脊髓休克期或有大量剩余尿或尿潴留者，如肾功能正常，可用间歇导尿术。初时由医护人员操作。如患者全身情况较好，可训练患者自行导尿。间歇导尿在女性较为适宜。如各种手术疗法均无效果，可终生进行间歇自导尿。如患者全身情况不佳或肾功能有损害，应用留置导尿管连续引流；

2. 药物治疗

凡膀胱剩余尿量较多的患者，不论是否有尿频、尿急、急迫性尿失禁等逼尿肌反射性亢进的症状，都应首先应用 α 受体阻滞剂以减少剩余尿量。如单独应用 α 受体阻滞剂效果不佳，可同时应用乌拉坦碱、新斯的明等增加膀胱收缩力的药物。对于有逼尿肌反射亢进症状（尿频、尿急、遗尿）而无剩余尿或很少的患者可应用抑制膀胱收缩的药物如尿多灵、异搏停、普鲁本辛等。对于有轻度压力性尿失禁而没有剩余尿者可应用麻黄素、心得安等促进膀胱颈部和后尿道收缩的药物。对于肾功能有损害的患者，应首先采取措施使尿液引流畅通，而不是应用药物改善排尿症状；

3. 针灸疗法

针灸治疗糖尿病所致的感觉麻痹性膀胱有较好效果，对于早期病变疗效尤其显著；

4. 封闭疗法

此法由 Bors 最先所倡用，适用于上运动神经元病变（逼尿肌反射亢进）。对于下运动神经元病变（逼尿肌无反射）效果不佳。封闭后效果良好者，剩余尿量显著减少，排尿症状明显好转。少数患者在封闭1次之后，效果能维持数月至1年之久。这些患者只需定期进行复查，无需采用手术。封闭疗法按下列次序进行：①黏膜封闭：用导尿管排空膀胱，注入0.25%潘妥卡因溶液90ml，10~20分钟后排出；②双侧阴部神经阻滞；③选择性骶神经阻滞：每次阻滞 S_2~S_4 中的一对骶神经。如无效果，可作 S_2 和 S_3、S_3 和 S_4 联合阻滞。

5. 膀胱训练和扩张

对尿频、尿急症状严重，无剩余尿或剩余尿量很少者可采用此法治疗。嘱患者白天定时饮水，每小时可饮150~200ml。将排尿间隔时间尽量延长，使膀胱容量逐步扩大。

如何进行膀胱功能训练？

对尿频、尿急症状严重，无剩余尿或剩余尿量很少者可采用此法，膀胱功能锻炼的核心在于定时饮水，每小时饮150~200ml，定时排尿，并逐渐延长排尿时间间隔，以增加膀胱容量。

如何规范地进行间歇自导尿？

对于剩余尿增多的神经源膀胱患者，间歇自导尿是一种有效的治疗方法，但如果操作不当，就容易引起尿路感染，加重病情，因此规范操作是必要的。一般在操作前，清水洗净会阴部及尿道口，洗净双手，消毒尿道口，导尿管轻轻插入尿道，男性患者15~20cm，女性患者5~6cm，让尿液流入收集尿液的容器内，轻压下腹部可以帮助排尿，确定完全排解干净，拔出尿管。操作完毕，导尿管清水冲洗，并消毒，以备下次应用，消毒液定期更换。

治疗神经源膀胱常用的药物有哪些？

治疗神经源膀胱的药物种类较多，如 α 受体阻滞剂，主要适用于膀胱剩余尿量较多的患者，不论是否有尿频、尿急、急迫性尿失禁等逼尿肌反射性亢进的症状，如单独应用效果不佳，可同时应用乌拉坦碱、新斯的明等增加膀胱收缩力的药物。抑制膀胱收缩的药物，如尿多灵、异搏停、普鲁本辛等主要适用于有逼尿肌反射亢进症状（尿频、尿急、遗尿）而无剩余尿或残余尿很少的患者。麻黄素、心得安等促进膀胱颈部和后尿道收缩的药物主要适用于有轻度压力性尿失禁而没有剩余尿者。

神经源膀胱的手术指征有哪些？

神经源膀胱的手术治疗一般在非手术疗法无效时进行，并且明确患者的原发神经病变必须稳定后。如具备4道程以上的多道程尿流动力学检查仪，可进行相关检查，通过检查了解下尿路梗阻的部位和性质后再进行手术，对于了解治疗后的效果具有帮助作用。

神经源膀胱手术治疗的原则是什么？

神经源膀胱患者，如遇下列情况，可采用手术治疗：

（1）泌尿系有机械性梗阻者（如前列腺增生），可先予以去除；

（2）逼尿肌无反射患者，可考虑先行膀胱颈部切开术；

（3）逼尿肌反射亢进的患者，或逼尿肌括约肌功能协同失调者，如阴部神经阻滞效果不明显，可行外括约肌切开术；

（4）逼尿肌反射亢进患者，如选择性骶神经阻滞有效，可行相应的骶神经无水酒精注射或相应的骶神经根切断术；

（5）剧烈的尿频尿急症状无剩余尿或剩余尿量很少，经各种非手术治疗无效者，可考虑行膀胱神经剥脱术或经膀胱镜对膀胱底部两旁的盆神经行无水酒精或6%石炭酸注射；

（6）逼尿肌反射亢进患者，各种保守疗法均无效，可行膀胱颈部切开术。

治疗神经源膀胱有哪些手术方法？

针对不同的临床表现，应用不同的手术方法，包括经尿道膀胱颈部切开术、经尿道外括约肌切开术、骶神经根切断术或骶神经阻滞术、膀胱神经剥脱术、膀胱扩大术等。临床上根据不同的病因和临床表现，采取不同的手术方法。

神经源膀胱伴发尿路感染如何处理？

神经源膀胱在剩余尿增多或者间歇性自导尿操作不当的情况下，容易并发尿路感染。一旦发生应首先采取措施如持续导尿，以保证尿液引流通畅，同时根据尿培养结果选择敏感抗生素进行治疗。

神经源膀胱有哪些治疗新进展？

除了传统治疗方法，一些新的治疗方法也在逐渐应用于临床，主要有：

（1）骶后根切断及前根电刺激，后根切断阻断反射弧以解除膀胱逼尿肌反射亢进，前根植入电极，通过电刺激使膀胱收缩并排空，临床研究发现治疗后反射性尿失禁得到显著改善或消失，膀胱容量增加，剩余尿量明显减少，但急迫性尿失禁依然存在；

（2）膀胱扩大术及肠膀胱成形术，对膀胱容量在200ml左右的逼尿肌反射亢进型效果较好；

（3）尿道外括约肌的肉毒杆菌毒素注射，主要是针对逼尿肌-外括约肌协同失调，疗效不一，治疗效果维持1个月左右，须反复注射。

针灸对神经源膀胱的治疗效果如何？

中医认为神经源膀胱属于"癃闭"的范畴，对其治疗的思路以中医对其病机的认识为基础进行辨证施治。临床研究证实了针灸治疗神经源膀胱的有效性，有文献报道总有效率可达80%，但仍有待于进一步研究证实，目前对神经源膀胱的治疗仍以西医为主，针灸可作为辅助性的治疗手段巩固治疗效果。

预防保健篇

神经源膀胱可以预防吗?

神经源膀胱不是传染病,不能像预防传染病那样预防神经源膀胱的发生。神经源膀胱病因复杂,包括中枢神经系统和周围神经系统的先天性或后天性疾患,因此预防神经源膀胱即预防原发病的发生。采取优生优育可在一定程度上减少先天性神经系统疾患,而对于脑血管疾病、糖尿病等后天性疾病则主要通过健康饮食、培养良好生活习惯以及加强身体锻炼等措施来预防,对于有高危倾向的个体,需定期体检,以早期发现、早期诊断、早期治疗。

神经源膀胱患者日常生活中应注意些什么以保护肾功能?

神经源膀胱患者由于膀胱内压力明显增高(逼尿肌反射亢进型)或剩余尿量增多(逼尿肌无反射型)导致上尿路尿液引流不畅,引发上尿路积水、肾盂肾炎,从而影响肾功能,随着病情发展,可最终导致肾功能衰竭。因此神经源膀胱治疗的主要目的是保护肾脏功能。作为患者来说,应该遵从医嘱,按时服用治疗药物,对于需要清洁自导尿的患者,应该接受培训,规范操作,防止尿路感染的发生。

焦虑等不良情绪与神经源膀胱的发生有关系吗？

焦虑等不良情绪与神经源膀胱的发生是由一定关系的，调查发现，不良情绪可造成神经机能退化，影响膀胱功能，因此保持乐观积极的情绪是必要的。

糖尿病患者应如何预防神经源膀胱的发生？

周围神经病变是糖尿病的主要并发症之一，糖尿病患者由于长期处于高血糖状态，可发生动脉粥样硬化和微血管基底膜增厚，神经营养血管通透性发生改变，导致神经轴索血运障碍，出现节段性脱髓鞘改变和神经传导障碍。当神经病变累及支配膀胱的副交感神经或交感神经时，引起膀胱收缩力减弱或尿道括约肌功能障碍，导致尿潴留和尿失禁。对于糖尿病患者来说，预防神经源膀胱的发生最重要的是控制好血糖。而这主要依靠合理饮食、健康锻炼以及药物控制。

糖尿病引起的神经源膀胱患者应如何进行日常护理及锻炼？

糖尿病神经源膀胱患者由于逼尿肌收缩乏力，通常有慢性尿潴留，常常需要留置导尿，因此留置导尿的护理是一项重要内容，尿潴留严重者前2周尿管应持续开放，以使膀胱处于一种空虚状态，有利于尿液的引流和膀胱逼尿肌功能的恢复，期间嘱患者多饮水，每日不少于2000~3000ml，可起到生理性的膀胱冲洗作用，也能增加膀胱容量的刺激，有利于膀胱功能的恢复，同时需注意保持局部卫生，以防止尿路感染的发生。另外膀胱功能锻炼也很重要，包括留置导尿期间的和拔除尿管后的锻炼，前者具体方法为先将尿管关闭，每隔2~3小时，放尿1次或嘱患者定时开放，并嘱咐患者做排尿动作。经过一周左右的训练，患者养成按时排尿的习惯，可以拔除尿管，拔管后2~3小时患者可自行排尿，排尿时心情要放松，可听些流水声或热敷下腹部以促进排尿，每次排尿不超过15分钟；拔管后的膀胱功能锻炼，除定时饮水、定时排尿外，还应每天坚持膀胱肌肉功能训练，方法为训练前嘱患者排空膀胱，饮水200~400ml，嘱患者缓慢有力地收缩、放松腹部、尿道、会阴部肌肉2~3分钟，初次练习每日2次，逐渐增加次数，以患者不感疲劳为度。

神经源膀胱患者如何预防尿路感染？

如前所述，神经源膀胱患者发生尿路感染的主要原因包括尿液滞留、导尿操作不规范以及自身抵抗力下降（如糖尿病神经源膀胱），因此预防尿路感染主要通过充分引流尿液，包括导尿或养成定时饮水与排尿的习惯，不憋尿，导尿时尤其是患者行清洁自导尿时应严格规范操作，导尿管按要求消毒，对于糖尿病神经源膀胱，应通过合理治疗，控制血糖，适当加强身体锻炼，以提高自身抗感染能力。

神经源膀胱有哪些康复治疗手段？

康复治疗指对患者进行必要的干预治疗后（如手术治疗）采取一系列的辅助治疗手段以巩固和提高治疗效果。神经源膀胱的康复治疗措施在前面的问题已有所述及。概括起来，主要包括膀胱肌肉功能训练、中医药调节治疗（如针灸）及适当的身体锻炼，另外培养乐观积极的情绪也是必要的，因为不良情绪可加重膀胱机能紊乱。

截瘫患者泌尿系统的管理应注意哪些问题？

截瘫患者的膀胱或尿道括约肌神经支配发生紊乱，引起功能障碍，出现尿潴留或尿路感染，病情发展可导致肾功能衰竭，据报道，截瘫患者伤后25年的病死率为49%，其中因肾功能衰竭而死亡的占43%，因此对截瘫患者的合理的泌尿系统管理是非常重要的。脊髓损伤部位不同，膀胱功能紊乱的表现不同，因此应针对患者具体情况采取个体化管理。除了间歇性清洁自导尿、持续导尿、预防尿路感染外，针对截瘫患者加强功能康复锻炼以尽可能地恢复自主性排尿节律，也是重要的，目前多采用手法训练，即当膀胱充盈、膀胱底部达脐上2横指时，用单手由外向内按摩患者下腹部，用力要均匀，由轻而重，待膀胱缩成球状时，用一手托住膀胱底，向前下方挤压膀胱。排尿后，操作者将左手放在右手背上加压排尿，待尿不再外流时，松手再加压1次，以力求排尽，对尿失禁患者，用力要稍大，方向朝会阴部；对痉挛性瘫痪患者，按摩时间约15分钟，注意手法要轻。

膀胱畸形

- ◆ 有无膀胱先天性畸形病变?
- ◆ 膀胱畸形主要有哪些病变?
- ◆ 什么是脐尿管? 是不是与脐孔有关?
- ◆ 什么是膀胱憩室?
- ◆ 什么是脐尿管囊肿?
- ◆ ……

常识篇

有无膀胱先天性畸形病变？

有。在胚胎发育过程中，那些与膀胱发育有关的结构，如泄殖腔、尿直肠隔、羊膜腔、尿囊管、中肾管、尿生殖窦、脐尿管等发生发育异常时，就会出现膀胱先天性畸形病变，这些畸形称为完全先天性膀胱畸形。还有一部分是由于膀胱以下梗阻而导致的膀胱畸形，如尿道畸形和膀胱出口外源性梗阻引起的扩张型膀胱畸形。

膀胱畸形主要有哪些病变？

根据膀胱畸形的不同表现以及发现时间的不同，膀胱畸形分为胎儿期膀胱畸形和婴儿期膀胱畸形。前者包括：①扩张型胎儿膀胱畸形（孕期前3月B超下膀胱直径大于7cm）：尿道畸形、膀胱出口外源性梗阻、先天性巨膀胱症。②非扩张型胎儿膀胱畸形：泄殖腔和膀胱外翻、膀胱发育不全、膀胱缺如等；后者包括脐尿管畸形、膀胱憩室、重复膀胱和其他膀胱畸形（如肾源性膀胱腺瘤、膀胱血管瘤等）。

什么是脐尿管？是不是与脐孔有关？

脐尿管是一根连接脐部和膀胱顶部的细管，是在胚胎发育过程中，膀胱自脐部沿下腹壁向下下降时，存在的一个组织结构，出生前可退化形成脐正中韧带。脐尿管基底部分位于膀胱前壁顶部，尖端直至脐部。脐尿管长3~10cm，由一根或两根闭锁的脐动脉连接。脐尿管畸形较为少见，多见于男性，主要有四种病变：①脐尿管仅在脐部未闭，即形成脐窦；②脐尿管在膀胱顶部未闭，即形成膀胱顶部憩室；③脐尿管两端闭锁，中间有管腔残存，即形成脐尿管囊肿；④脐尿管完全不闭锁，脐部有管道与膀胱相通，则形成脐尿管瘘。由于脐尿管内被覆膀胱移行上皮，故也可发生脐尿管移行细胞肿瘤（癌）。脐窦如没有特殊情况，一般不需特殊处理。而膀胱憩室、脐尿管囊肿、脐尿管瘘和脐尿管肿瘤需进行及时治疗。

什么是膀胱憩室？

膀胱憩室是指膀胱黏膜由缺失的膀胱平滑肌纤维间向外疝出，多见于男性。可分为原发性膀胱憩室和继发性膀胱憩室。原发性膀胱憩室表现为膀胱黏膜通过位于膀胱内输尿管和输尿管开口顶部之间的孔隙局限性疝出，多位于膀胱顶部或基底部，表现为膀胱黏膜通过位于膀胱内输尿管和输尿管开口顶部之间的孔隙局限性疝出，单发，较大，间歇性出现，多见于不合并膀胱以下梗阻的患儿。继发性膀胱憩室多位于输尿管口外上方，多发，较小，持续性出现。膀胱以下尿路压力增高使膀胱黏膜从膀胱肌层向外突出，憩室内有黏膜小梁，此类憩室壁内不含有膀胱壁的各层组织，故又称为假性憩室。

什么是脐尿管囊肿？

脐尿管囊肿位于脐下正中腹壁深处，介于腹横筋膜和腹膜之间。是由于脐尿管未完全退化，虽两端闭锁，但中段有管腔残留造成。囊肿内液体为囊壁上皮的渗出物。脐尿管与脐或膀胱均不相通，但囊液可间歇性的经脐引流或与膀胱相通。囊肿大小不等，多无症状。若继发感染可出现下腹疼痛、排尿相关症状甚至扪及包块。

什么是脐尿管瘘？

脐尿管瘘是指脐尿管未退化，完全不闭锁，脐部有管腔与膀胱直接相通，脐部经常潮湿或有液体漏出，临床极为少见，可以根据B超下探及纵向充满液体的管状结构，瘘管逆行造影或排泄性膀胱尿路造影可确诊。

什么是重复膀胱？

重复膀胱分为完全性重复膀胱和不完全性重复膀胱，可发生在冠状位或矢状位。完全性重复膀胱是指两个膀胱彼此完全分离，每个膀胱均有发育良好的肌层和黏膜，虽然每个重复膀胱的容量有差别，但各自有独立的输尿管灌注，并由独立的尿道及尿道外口引流。不完全性重复膀胱两个腔相通，并通常由一根尿道引流。另外还有膀胱内矢状位或额状位分隔，以及多房性膀胱或葫芦状膀胱。

什么是膀胱不发育？

膀胱不发育是一种先天性疾病，本病原因不明确，可能是膀胱发育过程中泄殖腔前部继发性萎缩的结果，也可能是由于中肾管及输尿管进入三角区配合不协调，阻止了尿液在膀胱积聚，导致无尿液充盈膀胱。膀胱不发育患儿常伴有上尿路及其他全身脏器畸形，可伴有肾不发育。男性患儿可伴有前列腺、精囊缺如，男女均可存在严重的输尿管开口异位，出生后即使存活，也常因上尿路感染而死亡。膀胱不发育存活患者需及时做回肠膀胱术恢复尿液引流。

什么是膀胱发育不全？

膀胱发育不全的病因也未肯定，临床上主要表现为小膀胱，小膀胱可分为发育异常或发育不全。发育异常见于重复膀胱外翻或半膀胱外翻，膀胱小、纤维化及不易扩张。发育不全的膀胱可有潜力扩大，见于严重尿失禁、完全性尿道上裂及双侧单一异位输尿管口。临床治疗过程中发现，该类患者的膀胱有扩大的潜在能力，具体原因不详。

什么是膀胱外翻？

膀胱外翻通常属于一系列异常（包括尿路、生殖道、骨骼肌肉系统、消化系统异常）的一部分。典型的膀胱外翻常常表现为腹壁、膀胱、外生殖器、骨盆骨骼、直肠和肛门的缺陷。出生时，膀胱黏膜可能表现正常，但异位的肠黏膜或离体肠祥或更为常见的错构瘤性息肉可能出现在膀胱表面。膀胱外翻特征性表现为仅有膀胱黏膜存在。胎儿期B超下表现为未见膀胱区正常充盈。根据泄殖腔膜破溃的位置和时间决定畸形的病变类型，如膀胱外翻，泄殖腔外翻和尿道上裂等。其发病率为1/1万~5万，男性多于女性，男女比例为2∶1左右。常合并其他泌尿生殖系畸形如重复膀胱，尿道上裂等。

什么是先天性大膀胱？

先天性大膀胱是指先天发育异常引起膀胱容量增大，膀胱壁变薄，膀胱三角区变大以及膀胱发育不全。双侧输尿管开口间距增加，导致大量膀胱输尿管反流。每次排尿时均存在膀胱输尿管反流，但膀胱收缩性正常，无神经源性膀胱。

新生儿的膀胱扩张原因不明，可能与产前暂时性梗阻、代谢异常及脑缺氧有关。先天性大膀胱可合并小结肠－肠蠕动迟缓综合征，该合并症十分罕见。

什么是原发性膀胱输尿管反流？

正常的输尿管膀胱连接部具有活瓣样功能，只允许尿液从输尿管流进膀胱而不允许尿液从膀胱向输尿管的倒流，因某种原因使这种活瓣样功能受损时尿液即倒流入输尿管，严重时到达肾脏，这种现象称膀胱输尿管反流。

膀胱输尿管反流分为原发性和继发性两种。前者系活瓣功能先天性发育不全，后者继发于下尿路梗阻，如后尿道瓣膜、前列腺增生症、神经源性膀胱等。膀胱输尿管反流与尿路感染和肾瘢痕之间有密切的关系，并且膀胱输尿管反流可导致高血压和肾功能衰竭。

病因篇

先天性膀胱憩室的原因是什么？

先天性膀胱憩室的原因主要有两个。膀胱肌层先天性薄弱是一个主要原因，由于肌层薄弱，膀胱黏膜沿肌纤维间隙向外突出导致膀胱憩室形成；另一个原因是脐尿管近膀胱顶部未闭，亦形成膀胱顶部憩室。

继发性膀胱憩室的原因有哪些？

继发性膀胱憩室的原因有许多，但主要的原因包括下尿路梗阻，感染或医源性，最多见于后尿道瓣膜，前尿道憩室和神经源性膀胱。对于继发性膀胱憩室首先要解除膀胱以下梗阻，一旦膀胱出口梗阻解除，膀胱形态可以恢复正常。

重复膀胱是怎样发生的？

膀胱在胚胎发育5~7周之间，如果出现矢状位或额外的尿直肠隔将膀胱始基进一步分隔，就可能导致重复膀胱的发生。胚胎尾端后肠重复、内外胚层生长不平衡以及膀胱始基发育过程中黏膜皱襞过多并融合等因素亦可能导致重复膀胱的发生。

原发性膀胱输尿管反流的病因有哪些?

1. 解剖生理特点

输尿管膀胱连接部解剖生理特点与反流的形成有密切关系，正常输尿管肌层主要由疏松不规则螺旋形肌纤维组成，进入膀胱壁段才呈纵行纤维，外被一纤维膜称瓦耶鞘包绕下行附于膀胱三角区深层，该鞘起着输尿管膀胱连接部的瓣膜作用，当膀胱排尿时鞘膜收缩使输尿管口闭合，尿液不会向输尿管反流；

2. 先天发育异常

反流原因为输尿管膀胱连接部的先天性异常，主要是输尿管膀胱壁内段的纵行肌肉发育不良，致使输尿管口外移黏膜下段输尿管缩短从而失去抗反流的能力。另一原因是黏膜下段输尿管的长度与其口径不相称，正常无反流时黏膜下段输尿管的长度与其直径的比例为5∶1，而有反流者仅为1.4∶1，此外，输尿管旁憩室、输尿管开口于膀胱憩室内、异位输尿管口、膀胱功能紊乱也可造成膀胱输尿管反流；

3. 泌尿系感染

泌尿系统感染常使输尿管膀胱连接部失去瓣膜作用引起反流，近年认为反流与遗传因素有关，在反流性肾病家属中有同样反流的患者常为显性基因遗传或性联遗传，与组织相容抗原HLA-A3、B12有关反流患者中，家族性的占27%~33%。

症状篇

脐尿管囊肿有何临床表现？

脐尿管囊肿一般无不适症状，通常表现为在下腹正中，囊性包块，不随体位变动，位置表浅与腹壁关系密切。大的脐尿管囊肿类似腹腔内肿瘤，可压迫肠道，引起腹痛等症状。亦可由于继发感染形成脓肿，常有腹痛、发热和局部压痛，严重者可导致完全性或不完全性肠梗阻。脓肿或囊肿均可破裂，向腹外穿孔，或破裂至膀胱内或至腹腔与盆腔。脐尿管与脐或膀胱均不相通，但囊液可间歇性的经脐引流或与膀胱相通。

脐尿管瘘的临床表现有哪些？

脐尿管瘘的临床表现主要为脐部有液体持续性或间歇性漏出，增加腹压时更明显，其程度视瘘管大小而定。大者脐部不断有液体流出，甚至在咳嗽、苦笑、腹压增加时有更多的尿液漏出，瘘管细小时脐部仅有潮湿的表现。脐尿管瘘有时还表现为扩大或水肿的脐部及脐带残端延迟愈合。脐部瘘口通常由皮肤或黏膜覆盖。

如何发现患者患有重复膀胱，他有哪些临床症状？

重复膀胱在解剖上的较大变异可以解释患者临床表现的不同，合并胃肠道及外生殖器畸形在新生儿期即可明确诊断。然而，也有许多儿童是在反复发生感染或由尿失禁引起一系列泌尿系统疾病时才明确诊断，主要的辅助检查包括：染色体检查、B超、静脉肾盂造影、尿动力检查、生殖道造影等等。此外排泄性膀胱尿路造影及肾核素显像可提供信息以了解有无膀胱输尿管反流。

重复膀胱患者一般常合并其他一些先天性畸形，如合并后肠重复、骶尾椎重复以及其他一些尿路畸形，如膀胱外翻、异位输尿管口等，可继发泌尿系感染、结石或尿路梗阻等并出现相关临床表现，如尿频、尿急、反复尿路感染，排尿中断、腰酸、腰痛等表现。

膀胱外翻的主要临床表现有哪些？

典型膀胱外翻的临床表现为尿失禁，下腹部和膀胱前壁缺如，膀胱后壁外翻，在分离的耻骨联合上方呈一粉红色肿块，并可见喷尿的输尿管口。膀胱没有闭合，敞开外翻在下腹正中线，在外翻的膀胱壁上容易查到两侧输尿管的开口处。在膀胱外翻的两侧可触及圆滑的左右两耻骨端，距离可达5~7.5cm，腹直肌固定在耻骨端上，所以腹直肌亦分裂于外翻膀胱的两侧。

原发性膀胱输尿管反流的临床表现有哪些？

原发性膀胱输尿管反流的患者多有反复尿路感染，脓尿，发热，90%以上的患者体温可高达38.5℃以上，严重者可出现嗜睡、无力、厌食、恶心和呕吐。多数患者还可出现疼痛，有表现为肾绞痛，也有表现为肋部疼痛，尤其在排尿时明显。年长儿可因反流并反复尿路感染致肾疤痕形成，引起高血压、蛋白尿和慢性肾功能衰竭以及生长发育迟滞。

原发性膀胱输尿管反流合并并发症时可以表现为尿路感染、肾积水、肾脏受损，严重可出现高血压和肾功能衰竭，高血压的发生与肾瘢痕有关，肾瘢痕越多，发生高血压的危险越高，患双侧严重瘢痕的小儿随访20年以上，20%有高血压单侧病变者为8%。如反流未能有效控制，肾瘢痕进行性发展可导致肾功能衰竭。

诊断与鉴别诊断篇

哪些检查可帮助诊断重复膀胱？

重复膀胱在解剖上的较大变异可以解释患者临床表现的不同，合并胃肠道及外生殖器畸形在新生儿期即可明确诊断。然而，也有许多儿童是在反复发生感染或由尿失禁引起一系列泌尿系统疾病时才明确诊断，主要的辅助检查包括：染色体检查、B超、静脉肾盂造影、尿动力检查、生殖道造影等等。此外排泄性膀胱尿路造影及肾核素显像可提供信息以了解有无膀胱输尿管反流。

哪些检查可帮助诊断原发性膀胱输尿管反流？

实验室检查：小便常规光镜或电镜扫描检查若见小管上皮细胞及异形红细胞增多应考虑反流性肾病存在。尿微量蛋白（包括尿 β_2-微球蛋白、α_1-微球蛋白、视黄醇结合蛋白）及尿N-乙酰-β氨基葡萄糖苷酶（NAG）定量排出增多，对早期反流性肾病肾瘢痕形成诊断有很大帮助。

超声波检查：实时B超检查适用于诊断反流的过筛检查，若见输尿管肾盂扩张应考虑有反流的存在，现在有采用彩色多普勒超声波检查，待膀胱充盈后排尿期观察反流情况，并可观察输尿管开口位置有利于早期诊断。方法安全且无损伤、痛苦。

放射性核素膀胱造影：能准确确定有无反流，但对确定反流分级不够精确，只可作为随访研究。

静脉尿路造影可很好地显示肾脏形态，通过所显示的肾轮廓可计算肾实质的厚度和肾的生长情况。

肾核素扫描：可清晰显示肾瘢痕情况，用于随访病儿有无新瘢痕形成，并可评价肾小球和肾小管的功能，确定分肾功能，比较手术前后的肾功能等。

如何进行原发性膀胱输尿管反流的分级？

实时B超检查可作为诊断原发性膀胱输尿管反流的过筛检查，排泄性膀胱尿道造影（VCUG）是确定膀胱输尿管反流诊断和分级的金标准。

国际反流研究机构将原发性膀胱输尿管反流分为五度：Ⅰ度，反流仅达输尿管；Ⅱ度，反流至肾盂肾盏，但无扩张；Ⅲ度，输尿管轻度扩张和/或弯曲，肾盂轻度扩张和穹隆轻度变钝；Ⅳ度，输尿管中度扩张和弯曲，肾盂肾盏中度扩张，但多数肾盏仍维持乳头形态；Ⅴ度，输尿管严重扩张和迂曲，肾盂肾盏严重扩张，多数肾盏乳头形态消失。

如何诊断膀胱憩室？

（1）静脉尿路造影可显示憩室或输尿管受压移位；

（2）斜位或侧位的排尿期膀胱尿道造影，膀胱排空后再次摄片可帮助进一步明确诊断。排泄性膀胱尿路造影是诊断膀胱憩室的金标准，同时可以提示膀胱输尿管反流的存在；

（3）B超检查：膀胱充盈期和排尿后的膀胱两者进行对比亦有助于诊断。

脐尿管囊肿和脐尿管瘘的诊断方法有哪些？

脐尿管囊肿因多无症状，诊断比较困难，临床中发现下腹部中线深部肿块就应考虑脐尿管囊肿可能，B超为首选检查：脐下正中腹壁深部可见梭形无回声区的包块，位于脐与膀胱之间并且包块随深呼吸同向运动。当囊腔感染时，B超显示密集的点状回声。其次随膀胱充盈或排空，囊肿形状随其变化。

脐尿管瘘根据临床表现，如脐部经常潮湿或液体漏出可初步诊断，增加腹压时更明显，其程度视瘘管大小而定，大者脐部不断有液体流出，瘘管细小时脐部仅有潮湿，97.5%脐部肿胀，局部有肉芽组织突出，或为腐痂所覆盖。可由脐孔插入细导管即有液体流出，检测液体尿素氮和肌酐含量可判断是否为尿液。

或者从导尿管向膀胱内注入亚甲蓝，可见脐部有蓝色尿液漏出，瘘口较大时，经瘘口注入泛影葡胺造影或排尿期膀胱尿道造影可显示瘘管。

治疗篇

膀胱憩室的治疗方法有哪些？

首先，较小的、无症状的先天性膀胱憩室往往在其他疾病诊治过程中被发现，可暂不做处理，予以定期随访，若合并存在膀胱输尿管反流，可考虑行憩室切除；其次，继发性膀胱憩室的治疗主要是解除下尿路梗阻，控制感染；如憩室较小，可不切除憩室；憩室较大，或存在憩室引起输尿管反流，则需将憩室切除，并作输尿管膀胱再植术。先天性膀胱憩室多位于膀胱基底部，较大，如造成膀胱出口梗阻，输尿管反流或继发感染，需手术切除憩室，必要时作输尿管膀胱再植术。膀胱顶部憩室常无症状，但有发生恶性病变的可能，故以手术切除为宜。

脐尿管囊肿是否需要治疗？

脐尿管囊肿大小不等，多无症状，如囊肿较大或发生感染，引起局部疼痛或腹痛发热等，需手术切除，方法是在脐下正中切口，分离囊肿直至膀胱表面，并缝合膀胱避免复发。如有急性感染，应先控制感染，或切开引流，待炎症消退后再行囊肿切除。手术时尽量避免切开腹膜，以免发生腹膜炎。

如何治疗脐尿管瘘？

脐尿管瘘的治疗主要以手术切除瘘管为主，连同脐一起切除，并缝合膀胱顶部瘘口，手术后留置导尿管或膀胱造瘘管。需注意脐尿管瘘可继发于下尿路梗阻，因此如有下尿路梗阻，需先行解除下尿路梗阻情况。

发生感染的脐尿管脓肿的治疗包括彻底引流及抗生素治疗，一旦感染得到控制，可行脐尿管手术。

膀胱外翻的治疗原则是什么？

先天性膀胱外翻宜尽早治疗，可在2~3岁时分期进行，理想的疗法是膀胱外翻修补术：恢复膀胱或适当的贮尿器控制排尿；解除外翻治疗，消除脐外黏膜引起的痛苦；修复腹壁缺损、阴茎畸形与尿道上裂；恢复生育能力。

对不能进行修复或修复失败者，行尿流改道术，如乙状结肠代膀胱、回肠代膀胱、回盲肠膀胱术。

手术治疗的目的在于修复膀胱及腹壁缺损；矫治尿失禁，控制排尿，保护肾功能；修复男性阴茎，尽可能获得接近正常的外观和功能。

如何治疗原发性膀胱输尿管反流？

由于原发性膀胱输尿管反流在许多小儿随生长发育可自然消失，而且无菌尿的反流不引起肾损害，原发性膀胱输尿管反流的治疗原则是控制感染保护肾功能，防止并发症。药物治疗应该是首选。即使是严重的反流，如患儿年龄小，肾功能好，无生长发育障碍也应考虑药物治疗。

1.药物治疗

所选择的药物应当是抗菌谱广、易服用、价廉、对病儿毒性小、尿内浓度高、对体内正常菌群影响极小的抗菌制剂，应以其最小剂量而足以控制感染为宜，感染发作时使用治疗量，当感染被控制后改用预防量，预防量应为治疗量的1/2~1/3，这样可以减少不良反应；

2. 定期随诊

药物治疗期间患儿应定期随访，每3个月做一次体格检查，记录身高、体重、血压，实验室检查包括尿常规、血常规、肾功能等，超声可用于检测肾脏的发育及肾盂和输尿管的扩张情况，排尿性膀胱尿道造影在诊断后6个月重复检查，以后每隔6~12个月重复一次；

3. 注射固体物质

采用膀胱镜于输尿管开口旁注射某些固体物质，如Teflon或胶原蛋白等，阻止尿液反流，是当前欧美地区应用比较多的一种非手术治疗方法，尤其是注射用的固体物质的研究开展得相当多；

4. 手术治疗

手术治疗的指征是基于感染的控制和肾功能的发展，而并不是反流的程度。药物治疗不能控制尿路感染或不能防止感染复发；有进行性肾瘢痕扩展或新瘢痕形成时，治疗膀胱输尿管反流和梗阻并存、异位输尿管开口、或伴有较大的输尿管旁憩室、或输尿管开口于膀胱憩室内时首先考虑手术。

重复膀胱的治疗包括哪些方面？

最初的治疗目的是保护肾功能，通过解除泌尿道梗阻来预防感染。远期目标是达到尿控及内外生殖道的重建。

重复膀胱诊断明确后，对于不完全重复膀胱，如果两个膀胱由一个共同尿道充分引流，则可不予外科治疗。完全重复膀胱畸形的两个膀胱可融合为一个。如果两个尿道括约肌复合体均有功能，远端尿道可融合。如果一个无功能，相应的膀胱颈部可以缝合，相应的尿道予以切除。

此外，如合并输尿管异位开口或发现输尿管膀胱连接处狭窄，需行输尿管膀胱再吻合。合并膀胱外翻的患者需同时或分期处理膀胱外翻。

先天性大膀胱的治疗原则是什么？

大多数先天性大膀胱患者在出生前可确诊，出生后可预防性应用抗生素。纠正反流常可恢复正常排尿动力，应在出生后6个月内开展手术，可以考虑进行膀胱缩小成形术。

先天性大膀胱的主要临床问题是尿液的反流导致上尿路感染的机会增加，并可能影响肾脏功能，因此其治疗原则就是矫治尿液反流，恢复正常的尿流动力学，保护肾脏功能。

预防保健篇

膀胱憩室可以预防吗，术后应注意什么？

膀胱憩室比较少见，分先天性和后天性两种。对于先天性膀胱憩室，发病机制目前仍不清楚，预防较为困难。而后天性膀胱憩室与膀胱内压力增高，使得局部膀胱壁肌束间变薄，进而形成囊袋样结构相关。而造成膀胱内压力增高的原因有前列腺增生、尿道狭窄等。因此，对于后天性膀胱憩室的预防主要在于预防造成膀胱内压力增高的疾病，当遇到排尿出现了异常情况时及时就诊，平常注意养成按时排尿的习惯等。当需要手术治疗时，既要治疗原发疾病，又要将形成的憩室完整切除，这样才能有良好效果。出院后要注意合理饮食，半年内避免剧烈活动，注意定期复查等。

怎样预防和护理原发性膀胱输尿管反流并发症？

许多小儿的原发性膀胱输尿管反流随生长发育可自然消失，对于该疾病的治疗原则是预防尿路感染、保护肾功能和防止并发症的发生。预防感染措施包括足量饮水、及时排尿和避免憋尿，另外药物治疗通常是首选。治疗期间患儿应定期随访，每3个月做一次体格检查，记录身高、体重、血压，实验室检查包括尿常规、血常规、肾功能等，超声可用于检测肾脏的发育及肾盂和输尿管的扩张情况，排尿性膀胱尿道造影在诊断后6个月重复检查，以后每隔6～12个月重复一次。如果患者有发热症状时要及时就诊，行B超检查。当预防感染不能有效控制、发现肾发育不全时应行手术治疗，术后建议肾内科继续随访，以更好的检测和保护肾功能。

膀胱外翻术前、出院后需要注意什么？

膀胱外翻原则上要行手术治疗，但由于膀胱外翻易并发感染，因此，术前要保持局部干燥，对外翻黏膜进行保护，如果发现感染迹象应及时用药，同时还应加强营养，增强免疫力。出院后同样要注意局部皮肤的护理和保持干燥，观察尿量、排尿有无改变等情况。在医师指导下口服抗生素对预防尿路感染有一定作用，另外注意定时复查尿常规，如有不适及时就诊。由于膀胱外翻这个疾病的特殊性，患者比较敏感，易产生自卑，甚至抑郁、焦虑等情绪。所以无论是膀胱外翻术前还是出院后都应关注他们的心理状态，积极引导并增强他们的治疗信心。

膀胱直肠阴道瘘

◆ 什么是瘘?
◆ 膀胱阴道瘘是怎么回事?
◆ 膀胱直肠瘘是怎么回事?
◆ 尿瘘和尿失禁有什么不同?
◆ 膀胱阴道瘘的原因有哪些?
◆ ……

常识篇

什么是瘘？

瘘是指正常解剖以外的连接两个或两个以上的上皮、间质体腔的通道，或者与皮肤相连的通道。

膀胱阴道瘘是怎么回事？

膀胱和阴道之间存在异常瘘道，称为膀胱阴道瘘。膀胱阴道瘘的临床表现为尿液的持续漏出。尿瘘的发生可出现在损伤时，或损伤后数天和数周内。尿瘘的严重程度取决于瘘道的大小和位置。瘘道小者，漏尿症状较轻，患者可能有正常的排尿，但是持续尿瘘，同时伴有正常的排尿泡提示有膀胱阴道瘘的可能。

膀胱阴道瘘是泌尿系统最常见的尿瘘，在我国，主要是难产损伤，其次为手术损伤，较少为其他损伤或感染所致。

膀胱直肠瘘是怎么回事？

膀胱直肠瘘是膀胱与直肠有一个或多个通道相通，致使尿液始终流向直肠，或者直肠内的粪便粪水渗入膀胱，可出现膀胱刺激症状、粪漏和尿道排气等症状，常伴有原发肠道疾病引起的大便习惯的改变，体格检查可发现有肠梗阻体征。若系炎症性疾病引起者可发现腹肌紧张表现。尿样检查常提示合并感染。

钡灌肠、乙状结肠镜检查可显示瘘管的存在，一般在钡剂灌肠后，取尿样离心后行X线检查发现有不透光的钡剂可确诊有膀胱结肠瘘，膀胱镜检查有很重要的诊断价值，可帮助瘘道的定位，镜下可见膀胱壁呈明显炎症改变。经瘘管插管灌造影剂常可帮助确诊。

尿瘘和尿失禁有什么不同？

尿瘘和尿失禁两者都可表现为尿液不自主的排除，但尿瘘和尿失禁的不同点在于，前者是指尿液从非正常途径漏出，如膀胱阴道瘘患者尿液会从阴道里流出；输尿管和阴道之间存在异常瘘道则称之为输尿管阴道瘘。而尿失禁患者的不自主排尿主要是从正常尿道排出，其主要包括压力性尿失禁，急迫性尿失禁，充盈性尿失禁和假性尿失禁。

病因篇

膀胱阴道瘘的原因有哪些?

（1）产伤：滞产和产科手术损伤为两大原因；

（2）妇科手术损伤：经腹子宫切除术，经阴道子宫切除术，阴道修补术等；

（3）外伤：穿透伤，骨盆骨折，性交等；

（4）药物腐蚀损伤：阴道内放置腐蚀性药物治疗阴道炎，如白矾，可使局部组织被腐蚀而坏死、溃烂，最终形成瘘；

（5）癌肿浸润或放射治疗后的损伤：晚期子宫颈癌或阴道癌浸润膀胱，或经照射后坏死脱落，形成膀胱阴道瘘或尿道阴道的瘘管；

（6）先天性疾病；

（7）其他：用针刺损伤阴道前壁而形成小的尿瘘。阴道外伤、阴道或膀胱结核、膀胱结石也能诱发尿瘘。阴道内长期放置子宫托，形成嵌顿而使组织受压缺血和坏死，从而发生尿瘘。另外也有因性病致阴道壁溃疡引起尿瘘者。

自然分娩不当发生膀胱阴道瘘的原因是什么?

由于头盆不称、胎儿异常、胎位异常、先天性阴道畸形或阴道疤痕等导致胎儿先露部在小骨盆腔下降受阻，常常出现滞产，尤其是第二产程延长。滞产发生后，膀胱、阴道前壁、尿道等软组织受压于耻骨和胎儿先露之间，逐渐出现水肿、缺血、坏死、溃烂，尤其是在第二产程，受压超过4小时即有可能发生组织坏死；产后5~14天坏死组织脱落，形成瘘孔。如梗阻发生于骨盆入口处，持续压迫仅部分扩张的宫颈、阴道、穹窿部及膀胱，可使膀胱、宫颈受损成瘘。骨盆中段或出口梗阻，尿道、膀胱颈及膀胱三角区受压，可致膀胱、尿道受损成瘘。骨盆出口梗阻有时可使阴道前壁及全部尿道坏死、脱落，形成阴道瘢痕狭窄，导致尿道、阴道瘘与尿道缺损。

另外，在实行助产的过程中，手法操作粗暴，所用器械（产钳、穿颅器、胎头吸引器）直接损伤阴道壁、膀胱及尿道，也是导致尿瘘的原因。

为什么剖腹产有时也会出现膀胱阴道瘘？

由于子宫与膀胱相毗邻，在剖宫产手术时，在做手术切口时或手术操作过程中损伤邻近的膀胱或缝扎输尿管，由于术者疏忽，在术中未及时发现，由此可能造成膀胱阴道瘘。

妇科手术导致膀胱阴道瘘或输尿管阴道瘘的原因有哪些？

无论是经腹或经阴道进行盆腔的妇科手术，如责任心不强，操作不细致，对解剖不熟悉，加上技术不熟练，或手术中盲目止血，尤遇盆腔炎症粘连，或生殖器官肿瘤（子宫、卵巢或阔韧带肿瘤）、子宫脱垂等使盆腔邻近器官的解剖关系变异，则在施行全子宫切除或广泛性子宫切除术时，有可能损伤膀胱或输尿管。若损伤在术中未被发现，或虽发现而修补愈合不佳，则可能形成膀胱阴道瘘或输尿管阴道瘘。

子宫颈癌根治手术时，游离输尿管，损伤其外鞘，也可致输尿管缺血、坏死，尤其在术后腹膜后有感染的情况下更易造成输尿管阴道瘘。这种瘘的形成往往在手术后的7~14天，或2~3周。此外，在阴道成形术或阴道前、后壁修补术、阴道壁囊肿切除术以及经阴道子宫切除术中分离膀胱时，由于操作不细致或局部组织脆弱（如先天性畸形），或者处女膜闭锁切开术等，均可损伤膀胱而形成膀胱阴道瘘。

妇科手术损伤中，有的即使是盆腔毫无粘连并不困难的手术，也时有发生膀胱或输尿管损伤。如腹式全子宫切除术，膀胱与子宫下部的疏松间隙分离不正确；更多的是分离膀胱不够低，以至在切断或缝合阴道断端（或次全子宫切除时的宫颈壁、剖宫产时的子宫下段）时，缝线穿透膀胱壁，于术后10天左右形成膀胱阴道瘘。子宫切除术手术操作后造成的膀胱阴道瘘可在拔除导尿管当时或1~3周后出现。输尿管瘘往往多见于宫颈癌根治术后。

膀胱直肠瘘有哪些常见原因？

膀胱直肠瘘的常见病因有：

（1）憩室炎：占65%~75%；

（2）肠道恶性肿瘤：占10%~15%；

（3）克罗恩病：占5%~6%；

（4）其他原因：如创伤、肠道异物、阑尾脓肿，占5%左右。

症状篇

膀胱阴道瘘漏尿有什么特点？

膀胱阴道瘘的漏尿表现主要是持续的阴道漏尿，漏尿量的多少与瘘道的大小成比例。

（1）膀胱阴道瘘、膀胱尿道阴道瘘，瘘孔位于尿道内口及/或以上者，如瘘孔较大，尿液全部由阴道内漏出，而完全不能排尿；

（2）若瘘孔较小，可能只表现为间歇性潮湿，在仰卧、睡觉时漏尿量很少，但当直立或站立时，漏尿量可能突然增加；

（3）高位膀胱阴道瘘或膀胱宫颈（或子宫）瘘，平卧时漏尿，而站立时可暂无漏尿症状。

膀胱阴道瘘除了漏尿还有其他什么临床表现？

（1）感染：外阴部、臀部、大腿内侧皮肤，由于长期受尿液的浸渍，发生不同程度的皮炎、皮疹和湿疹，造成局部刺痒与灼痛。如被搔破，则可引起继发感染，形成疖肿。尿瘘患者有时可有不同程度的泌尿系感染症状。如系输尿管瘘伴有局部输尿管狭窄以致肾盂扩张积水者，更易引起感染。此外，有些患者诉有反复发作的膀胱炎，如尿频、尿急、尿痛症状。有的先形成腹膜后尿外渗，并发感染，然后发生阴道漏尿，偶见于子宫颈癌根治术后；

（2）尿失禁：膀胱阴道瘘累及膀胱颈部，使得膀胱储尿、排尿功能失调，当膀胱内压增大时，尿液不自主地从膀胱或阴道排出；

（3）输尿管开口狭窄：当膀胱阴道瘘累及膀胱输尿管开口处，若处理不当，造成瘢痕愈合，进而形成输尿管开口处狭窄甚至闭合，影响患侧肾功能；

（4）精神方面问题：由于尿液不断地自阴道内排出，沾湿衣裤、被褥，使得患者夜里睡眠差，白天又不便外出参加社会活动，影响学习工作；加上漏尿者有的并发阴道瘢痕狭窄或部分闭锁，丧失性生活及生育能力，影响夫妇感情和家庭关系，均给患者带来极大的精神痛苦，甚至精神抑郁，继发性闭经。

膀胱直肠瘘的临床表现是什么？

膀胱直肠瘘临床表现有：可能首先出现泌尿道症状，如出现膀胱刺激症状，也可能首先出现胃肠道症状，如粪尿和里急后重等症状，总的来说下尿路症状更为常见。气尿是其主要症状，50%~70%的病例都有此症状。膀胱直肠瘘常伴有原发肠道疾病引起的大便习惯的改变，体格检查可表现有肠梗阻体征。若系炎症性疾病引起者可发现腹肌紧张表现。

膀胱或阴道结核所致尿瘘的特点的是什么？

膀胱结核或阴道结核所形成的尿瘘，无难产史或手术损伤史。膀胱结核多有长期膀胱刺激症状，如尿频、尿急、尿痛、脓血尿等。并且结核性膀胱阴道瘘患者往往有发热、肾区叩痛。阴道结核所致的瘘管可无明显前驱症状。两种情况都可能有其他部位的结核病灶或结核病史（如肠结核、肺结核）。

膀胱结石所致尿瘘的特点是什么?

膀胱结石所形成尿瘘常有尿痛、排尿困难及血尿病史，合并尿路感染可有尿频尿急等膀胱刺激症状。检查时甚至可看到露于瘘孔的结石或触及膀胱内结石（经瘘孔或用金属导尿管经尿道插入膀胱触及）。

诊断与鉴别诊断篇

膀胱阴道瘘与尿道阴道瘘的区别是什么？

尿道阴道瘘或尿道部分缺损，位于尿道内口以下者，尿道内括约肌未受损伤，排尿功能尚可得到一定的控制，漏尿现象尚不严重。瘘孔位于尿道内口及/或以上者，如瘘孔较大，尿液全部由阴道内漏出，而患者完全不能排尿。若瘘孔较小，而瘘孔周围有肉芽形成瓣状，患者往往能控制一部分尿液，而当膀胱过度充盈时，始有溢尿现象。

膀胱阴道瘘的漏尿表现主要为尿液不断地由阴道内流出。高位膀胱阴道瘘或膀胱宫颈（或子宫）瘘，平卧时漏尿，而站立时可暂无漏尿。

膀胱阴道瘘与输尿管阴道瘘的区别是什么？

输尿管阴道瘘漏尿的特点是患者有漏尿，但同时能自行排尿，系因一侧输尿管被损伤，尿液流入阴道，另一侧正常输尿管将尿液输入膀胱而经尿道排出。但如系双侧性输尿管损伤的输尿管阴道瘘，则完全失去膀胱定期排尿的功能，而只表现为阴道漏尿。一侧输尿管腹腔瘘，在未与阴道相通前，表现为发热、腹胀、腹水等，患者可自行排尿。当瘘与阴道相通，则阴道漏尿，发热，腹水随之消失。输尿管阴道瘘的最常见的病因是妇产科手术操作对下段输尿管的损伤所致，以子宫切除术最多见。

膀胱阴道瘘患者最常见的主诉是持续的阴道漏尿，漏尿量的多少与瘘道的大小成比例，患者的漏出量根据瘘道大小和尿量的多少而不同。膀胱阴道瘘的最主要原因是由妇产科、泌尿外科或其他盆腔手术时损伤膀胱造成的，如子宫切除术、阴道前壁悬吊术。

有哪些辅助检查的方法可以用于诊断膀胱阴道瘘和膀胱输尿管瘘？

以下几种方法可帮助诊断膀胱阴道瘘或膀胱输尿管瘘等情况。

1. 美蓝试验

目的在于检查肉眼难以辨认的膀胱阴道小瘘孔、多发性小瘘孔，或疤痕中瘘孔等；或鉴别膀胱阴道瘘与输尿管阴道瘘。

方法：患者取膝胸卧位，通过尿道插入导尿管，将美蓝稀释液（2ml美蓝加入100~200ml生理盐水中。如无美蓝可用稀释龙胆紫溶液或灭菌牛奶）注入膀胱内，夹住导尿管。注入过程中，提拉阴道后壁，观察阴道前壁、前穹窿及宫颈口有无蓝色液体流出。自阴道壁有蓝色液流出者为膀胱阴道瘘。同时可知瘘孔数目及部位。自宫颈口或其裂伤中流出者，可为膀胱宫颈瘘或膀胱子宫瘘。如无蓝色液体流出，则应怀疑为输尿管瘘。此时可拔除导尿管，如蓝色液体迅速从尿道口溢出，进一步检测，排除输尿管阴道瘘，也应想到为压力性尿失禁的可能性。

2. 靛胭脂试验

目的在于诊断输尿管瘘。凡经美蓝试验阴道无蓝色液体流出者，可静脉注入靛胭脂5ml，5分钟后观察阴道有无蓝色液体流出，有则可诊断输尿管阴道瘘。此法也可用于诊断先天性输尿管口异位于阴道者。

3. 双染试验或棉棒试验

不仅可以证实尿瘘的诊断，还可以鉴别是输尿管阴道瘘还是尿道阴道瘘。双重染色试验中，棉棒经阴道置入，口服非那吡啶，蓝色染料滴入膀胱。如果棉棒上部染成橘黄色表明是输尿管阴道瘘，棉棒中部染成蓝色为膀胱阴道瘘，而棉棒底部染成蓝色则是尿道阴道瘘。

4.膀胱镜检查

一般可以查明瘘孔部位、大小、膀胱容量、黏膜情况等。高位者可借助于膀胱镜检查定位，并明确瘘孔与输尿管口的关系，作为修补时的参考。没有完全形成的瘘表现为局部水肿，而无明显的瘘口；完全形成的瘘则有大小不等的瘘口和光滑的边缘。

5.静脉肾盂造影

有助于明确输尿管损伤侧别、部位及肾功能情况，以及损伤侧输尿管有无狭窄、扩张或梗阻等状况。方法是静脉内注入泛影葡胺，行肾、输尿管、膀胱X摄片，据显影情况做出诊断。在静脉肾盂造影前，患者宜先行一次B超检查，了解其双肾、肾盂及输尿管、膀胱等的大体情况。个别病例，有时也用膀胱逆行造影。

6.同位素肾图

目的在于了解肾功能及上尿路通畅情况，如输尿管瘘所致处狭窄或梗阻，可致患侧肾功减退或肾脏萎缩、肾功丧失。

为什么在阴道内找到了瘘孔，还要做膀胱镜检查？

在有条件的单位，即使在阴道内已经找到瘘孔，还必须做膀胱镜检查。膀胱镜检的好处在于：

（1）可查明瘘孔的部位、性质、大小、数量和膀胱容量，若瘘的位置过高，不宜采用经阴道途径处理；

（2）能发现膀胱内异常情况，如膀胱黏膜有无炎症（有炎症可致手术失败），膀胱内有无结石；

（3）膀胱镜不仅是一种检查手段，更是可以在膀胱镜下做一些治疗，如膀胱镜下电凝、电灼治疗等；

（4）对于有盆腔恶性肿瘤病史患者，可以在膀胱镜下对瘘口及周围组织进行活检以评估恶性肿瘤复发的可能；

（5）可以明确瘘孔与输尿管的关系。应仔细在瘘孔边缘寻找输尿管口

（观察到阵发性喷尿），也可行输尿管导管插管，明确其关系，以免在尿瘘修补时缝闭输尿管口；

（6）有时需鉴别诊断输尿管阴道瘘，可在膀胱镜检查下逆行插入输尿管导管检查。顺利插入者，一般为健侧。而患侧则插入受阻，其受阻部位即瘘孔位置及与膀胱之距离。如为膀胱阴道瘘与输尿管阴道瘘并存时，通过膀胱镜检查及输尿管插管检查也多可明确诊断。膀胱镜检查找不到输尿管开口时（宫颈癌根治术后往往不易找到），可做静脉肾盂造影。

膀胱阴道瘘的诊断程序是什么？

1. 病史
首先应仔细询问病史，是否难产或产程过长、妇科恶性肿瘤放疗史、盆腔恶性肿瘤浸润膀胱或阴道；

2. 临床表现
阴道持续漏尿，合并外阴部、臀部、大腿内侧皮肤不同程度炎症等；

3. 妇科检查
发现阴道存在窦道，并且有尿液自阴道漏出；

4. 辅助检查
膀胱镜检查、静脉尿路造影、美蓝试验、肾图靛胭脂试验、双染试验或棉棒试验等。特别是膀胱镜检查可发现膀胱内有瘘孔存在。

膀胱直肠瘘的诊断靠什么？

诊断方法主要包括：

（1）病史：结直肠原发疾病，如肿瘤，克罗恩病、膀胱前列腺疾病的治疗史，如前列腺癌放疗史、盆腔恶性肿瘤放疗史；

（2）临床表现：尿道排气、粪瘘、耻骨上疼痛、反复发作的泌尿道感染；

（3）钡灌肠、乙状结肠镜检查：可显示瘘管的存在，一般在钡剂灌肠后，取尿样离心后行X线检查发现有不透光的钡剂可确诊有膀胱结肠瘘；

（4）膀胱直肠瘘可以通过口服活性炭而诊断，活性炭通过瘘道排入膀胱使尿液呈现黑色；

（5）膀胱镜检查有很重要的诊断价值，可帮助瘘道的定位，镜下可见膀胱壁呈明显炎症改变。经瘘管插管灌造影剂常可帮助确诊。对于确定潜在病变，膀胱镜检查发现病变的效率最高，大于90%的病例通过膀胱镜检查能确定存在某种病变。但是，膀胱镜检查发现的病变对于诊断膀胱直肠瘘可能没有特异性，包括：局限性红斑、乳头状或泡状改变。

妇科检查有哪些内容？

检查阴道是否有漏尿孔道：检查瘘孔前勿嘱患者排尿，待检查时在观察下再嘱其排尿，有助发现小的瘘孔。检查时为便于暴露瘘孔，患者可取膝胸卧位，取单叶阴道拉钩或用阴道窥器之下叶，向上提拉后阴道壁，如此，一般常见的瘘孔，如膀胱阴道瘘、尿道阴道瘘、膀胱尿道阴道瘘等连同全部前阴道壁、宫颈均可在窥器暴露下看清楚。须详细检查瘘的大小、部位、性质、瘘孔周围有无瘢痕组织与其程度以及尿道和尿道括约肌情况。对瘘孔较大或近膀胱三角部者，还需注意输尿管口与瘘孔边缘的距离以及阴道有无炎症、疤痕和狭窄等，在巨大膀胱阴道瘘有时可见到输尿管口喷尿。瘘孔较大者一般可见到自瘘孔内翻出的鲜红色膀胱黏膜。如瘘孔较小或部位较高而不易发现时，可嘱患者咳嗽或作深呼吸，往往可见尿液及气泡自瘘孔溢出；或将子宫探子插入尿道，同时以一手指伸入阴道随探子移动，当探子到达瘘孔时两者可能相遇，或者探子经瘘孔而进入阴道，或由尿道注入有色液体，观察漏液之处，再进一步用探子证实。

膀胱宫颈阴道瘘多由于高位难产或剖腹产时并发子宫颈裂伤累及膀胱

所致。检查宫颈往往有裂伤或宫颈前唇有缺损，看到尿液由颈管处流出而阴道前壁确无瘘孔。如有疑问，也可从尿道注入有色液体来证实。

如为膀胱尿道阴道瘘，应用探针检查尿道是否通畅，及有无闭锁、狭窄或断裂，注意剩余尿道的长度。

治疗篇

膀胱阴道直肠瘘的治疗原则是什么?

以手术治疗为主,非手术治疗为辅。病因为恶性肿瘤或膀胱结核,应先行病因治疗(抗结核治疗),待病情好转后于适当时间行手术修补。手术治疗以"以最小的解剖破坏为代价分离、闭合累及的器官并保持泌尿、肠道系统正常的长期功能"为目标。

膀胱直肠瘘的治疗方法有哪些?

治疗方法主要有:可先行近段经肠造瘘,待炎症消失后再行病变肠段切除关闭瘘口,以后再关闭结肠造瘘口,也有些学者建议全部手术应一期完成。

膀胱肠瘘修补包括一期修补和二期修补,主要取决于多种临床因素:包括排泄物的污染、瘘道的感染、肠道的准备等。

对于前列腺切除术后的膀胱直肠瘘可以通过留置尿管导尿、肠道休息、静脉营养疗法而自然愈合。

哪些情况适用于非手术治疗?

分娩或手术后不久出现的膀胱阴道瘘,且瘘孔较小,可安置导尿管,持续开放；形成不久的输尿管阴道瘘，可试行膀胱镜插入输尿管导管。如为输尿管腹腔瘘，则宜经阴道开放引流尿液。在这些情况下，还应给予有效抗生素控制感染，则瘘孔有自然愈合的可能。结核性瘘孔或局部癌肿所致尿瘘，应针对病因治疗，小瘘孔也可能挛缩自愈；不能自然愈合者，可在3~6个月或更长时间后行修补术；前列腺切除术后的膀胱直肠瘘可以通过非手术治疗而愈合，如留置尿管导尿、肠道休息、静脉营养等方法。

手术治疗的途径主要有哪些？

绝大多数瘘管需手术治疗修补。途径有三条：

（1）经阴道修补术；

（2）经腹修补术；

（3）阴道腹式联合修补术。

预防保健篇

膀胱阴道瘘有哪些预防措施？

1.加强三级妇幼保健网的建设，努力提高妇保人员的业务素质，加强孕产妇系统管理，大力推广科学接生，提高住院分娩率；

2.认真执行孕期检查，及早发现骨盆狭小、畸形、胎位异常，并得到及时纠正，有异常提前入院待产。遇到疑难妊娠和分娩应及早请有经验的医生处理或送有条件的医院处理；

3.加强产程观察，滞产者必须及早查明原因、处理。第二产程不应使其过分延长，一般初产妇不应超过3小时，经产妇不应超过2小时；有明显手术指征者应尽早采取适当的手术。胎头压迫阴道过久者，产后常规留置导尿管，对预防尿瘘有良好作用；

4.产科手术要谨慎、细致；应用锐性器械或断头、断肢的骨片经过阴道，必须保护好阴道壁。术后常规检查生殖道与泌尿道间有无损伤，有则立即修补。子宫下段横切口剖宫产，先拨正右旋子宫，避免切口撕裂。有裂伤出血者，宜先用卵圆钳钳夹止血，而后推开子宫切口周围组织，清楚暴露切口两侧缘，而后进行缝扎止血，可避免缝扎输尿管而致瘘。遇子宫破裂者，缝合前，应注意有否膀胱损伤（辨认困难时，膀胱内注入美蓝液），或膀胱损伤累及输尿管开口（必要时切开膀胱行输尿管逆行插管）。尿瘘治愈后的患者，再次分娩宜行剖宫产。

膀胱直肠瘘或膀胱阴道瘘的预后怎样？

　　良性疾病或手术创伤引起的膀胱瘘，外科修复成功率非常高。由于放疗后引起的组织坏死，往往预后较差。继发于浸润性癌肿的瘘口处理比较困难。